아기와 아동을 위한 KID'S CST

두개천골요법

마법의 손

아기와 아동을 위한 KID'S CST

두개천골요법

마법의 손

저자 : 에티엔느 & 니토 페이르스맨
번역 : 김선애

서문 : 존 어플레저 박사

Craniosacaraaltherapie voor baby's en Kindern

By Etienne Peirsman and Neeto Peirsman

아기와 아동을 위한 KID'S CST

두개천골요법

마법의 손

인 쇄_ 2018. 05. 25
발 행_ 2018. 05. 30
저 자_ 에티엔느 & 니토 페이르스맨
번 역_ 김선애
발행인_ 김용성
발행처_ 지우출판(법률출판사)
출판등록_ 2003년 8월 19일
서울시 동대문구 이문로 58 오스카빌딩 4층
TEL:02-962-9154 / FAX:02-962-9156
ISBN 978-89-91622-64-7   03510
www.LnBpress.com

모든 전위 즉 선구적 실험의 가치에는 저항력이 없다.
- Lucebert

모든 존재는 최초부터 붓다다.
-Hakuin.

기억하라, 아기에 대해 이야기할 때 당신은 바보에 대해 말하는 것이 아니라 영혼에 대해 말하는 것이다.
- Anubhava

CONTENTS
차례

『아이와 아동을 위한 두개천골요법』은 다른 포유동물 번식 관찰뿐만 아니라 인간에 관해서도 놀라운 책이다. 저자들은 협력하여 어머니와 아이들 둘을 위해 그들을 관리하는 차원에서 신체에 대한 놀라운 지식을 발전시켰다. 그들의 방법과 지식은 주로 과학적 사실이나 그들 자신의 발견에 근거를 두고 있다. 그들은 출산 과정 중에 일어나는 문제들을 관찰함으로써 자신을 지지하는 많은 방법과 치료 기법을 발견했다. 그들은 창조적이고 직관적인 능력이 발전하도록 하는 데 필요한 것으로 첫째, 지금 최고 논문의 주제는 무엇이며 둘째, 숙련된 수기(手技) 테라피스트가 아이들을 발전시킬 만한 최적의 구조 공간을 확보하고 있는지 확신할 수 있는가를 묻고 있다.

이 책은 생애 여러 단계의 정신적 양상에 대해 물리적·생리적으로 접근하고 있다. 이것은 대부분 개념과 임신, 이동 그리고 출산 후의 건강과 더욱 밀접한 것이다. 훌륭한 활동사진 등의 삽화가 많이 실린 이 책은 보는 데뿐만 아니라 읽는 데 있어서도 가치가 크다. 그저 즐겨라.

플로리다 팜 비치 가든에서 존 어플레저 올림

머리말

나는 두개천골 테라피스트로서 아이들을 경솔하게 만졌음은 물론 건방지게 아이들을 대했다. 아이에 대해 중요한 깨달음을 얻는 데 6년이 넘게 걸렸다. 아이들은 자신의 필요에 의해 우는 것이지 결코 나를 위해 우는 것이 아님이 분명했다. 나는 전 생애에 걸쳐 이러한 불안함을 깨달았다. 항상 소리치는 아이는 나를 방해하며 내가 일을 하는 데도 좋지 않은 영향을 끼쳤다. 아이들은 항상 너무 리얼하고 상호 작용에서도 리얼한 방법을 기대했다. 즐거운 표정을 만들어서 아이가 말을 하리라는 기대 같은 것은 내가 원한 아이들과의 상호 작용 방법이 아니었다. 나는 다른 방법을 알지 못했기 때문에 그들의 방식을 이해하지 못했고 따라서 그들의 방식 너머에 머무는 게 당연했다.

내가 두개천골 테라피스트로서 몇 년 동안 일한 이후에는 어머니들이 아이들과 함께 천천히 내게 오기 시작했다. 다행스럽게도 내 곁에는 손을 잡고 나를 따르는 나의 아내가 곁에 있었다. 아내는 이러한 어린 생명체와 더불어 아이들을 어떻게 다루어야 하는지를 보여주었다. 그녀는 계속 내게 말했다.

"당신은 정말 아이들에 대한 것을 들어야 합니다. 그리고 아이들을 환영하세요."

이렇게 말했던 것이다.

"당신이 아이들을 보는 동안 부드럽게 말하세요. 그리고 특별히, 동시에 어머니에게 말하지 마세요."

나는 아내가 자신의 정성을 다해 아이를 가까이에서 접촉하는 것을 보았다. 그리고 아내의 목소리를 들었다.

이런 삶을 환영하세요, 나는 당신이 여기에 있다는 게 아주 기뻐요.

이렇게 말하는 것을 들었던 것이다.

아이는 단지 당신과 나처럼 의식이 있다. 다만 신체적인 면에서 구속되어 있으며 대화의 가능성이 제한되어 있을 뿐이다. 내가 스스로 안락하다고 느낀 상태에서 나는 아이의 작은 신체 너머를 볼 수 있으며, 그래야만 이 세상에서 다만 아이가 작은 생명체로서 새로운 여행을 시작하는 것을 보게 되는 것이다.

아이의 영혼 같은 것을 보게 되는 것은 매우 설레고 신선한 일이며 의미 있는 과정이다. 나는 또한 이러한 아이의 영혼이 침묵하는 우주에서 순수한 사랑에 대해 말을 하려고 여기 왔다는 사실을 이해하기 시작했다. 그것은 사실상 당신이 아이의 내면을 본다면 무수히 빛나게 될 다양한 시각이 있다는 것을 증명하는 것이다. 아이는 명쾌한 대답, 잠들 수 없는 설렘, 영원히 추구할 그 순수함을 항상 드러내고 있다.

아이에 대한 교육이 무엇인지를 보여주는 명쾌한 규칙을 준수하는 것은 어느 정도 존재해야 한다. 나의 아내 니토는 이렇게 말한다.

"모든 아이는 처음부터 완벽함과는 거리가 있습니다."

이처럼 어떤 아이들에게는 원래의 완벽성이 출생 이후 항상 분명히 보장되는 것만은 아니다. 그리고 이것은 공간과 가능성을 다시 찾는 일이다. 필요한 공간과 가능성을 만들어 주고 원래의 잠재력을 발견하는 것이다. 이 책은 바로 그것에 관해 얘기하고 있다. 그러므로 나는 니토에게 감사하다는 말을 하고 싶다. 왜냐하면 그녀는 나에게 사랑과 지성에 대한 놀라운 예언자와 소통하는 것을 두려워하지 않아야 한다는 것을 가르쳤기 때문이다.

이것은 하나의 과학적인 기록이 아니다. 이것은 아이들과 사랑스런 출산의 두개천골 치료에 대한 단계적인 가이드다. 당신은 또한 이 페이지에서 우리 자신이 명상과 상식에 대한 우리의 경험에 근거한 효과 있는 생각을 발견할 것이다.

몇몇 사람은 어떤 설명이 너무 단순화되고 초보화되었음을 느낀다. 즉, 내가 다섯 살에 이야기하고 있는 것처럼 나는 많은 것에 대해 말을 한다. 이것은 어떤 근본적이며 기본적인 교훈이 어머니와 출산에 대한 우리의 이해로부터 실종된 것이라 할 수 있다.

그리고 단순화되고 초보화되는 것 때문에 출산에 대한 자연적인 동물의 본능과 상식을 빼앗은 의료•제약 체제와 기타 관련 분야 전문가들에 의해 간과되고 무시되는 것이다. 보통 출산 장소 주위에는 혼란스러운 활동이 많이 일어나고 있다. 피트로 신생아를 집어 들고, 버릇없이 그것을 압박하는 차가운 금속성은 젖은 수술복을 빨리 마르게 한다. 그리고 머리 위에 캡을 퍼팅하게 하고 발을 따끔하게 찌르고 눈 등에 약을 넣게 한다. 이런 것들이 혼란스런 활동이며 쓸데없는 참견이다.

모든 유능한 전문가의 거만한 참견! 그것은 어떻게 도전할 수 없는 것인가? 어머니들은 지금 잠을 자러 갔는가?

— 에티엔느 페이르스맨

역자의 말

이 책은 아이와 아동을 위한 CST에 관한 책입니다. 따라서 예비 어머니가 될 여성, 임산부, 현재 육아를 하고 있는 모든 여성에게 반드시 필요한 책입니다. 특히 똑똑한 아이, 공부 잘 하는 아이, 명석한 영재로 아이를 낳고 키우고자 하는 모든 부모에게 반드시 일독을 권할 만한 책이라 생각합니다. 이 책의 내용은 결코 쉽지 않으나 처음에는 잡지책 보듯 읽고, 그 다음에는 소설책 보듯 읽으면 어느새 이 책이 담고 있는 귀중한 정보는 독자님의 것이 되어 있을 것입니다.

무엇보다 중요한 것은 부모와 아이의 접촉이야말로 커뮤니케이션의 핵심이라는 점입니다. 소리를 들려주고 냄새를 맡게 하고 만지게 함으로써 부모와 아이 사이에 교감을 느끼게 한다는 점입니다. 그런데 이보다 먼저 우리가 반드시 알아야 할 것이 있습니다. 출산을 할 때 우리가 모르는 엄청난 일들이 일어나고 있다는 사실입니다. 출산할 때의 잘못으로 자폐나 소아 천식이 될 수도 있으며 이런저런 불치병에 걸릴 수도 있는 것입니다. 이토록 엄청난 정보가 이 책 속에는 담겨 있습니다.

출산을 하는 동안 우리가 맞닥뜨릴 수 있는 위험에서 생존할 수 있는 전략이 바로 이 책 속에 담겨 있습니다. 출산은 결코 산모 혼자서 겪는 과정이 아닙니다. 이 책 속에 나오는 사랑의 칵테일과 호르몬 자궁의 창조에 관한 글을 읽으면 출산을 위한 가족과 관계자들의 잠정적 통합이 얼마나 중요한 것인지를 알게 될 것입니다.

우리 인체에는 쿤달리니(kundallini)라고 하는 우주 에너지가 잠재되어 있습니다. 이 쿤달리니는 인간 생명의 근원이며 영혼의 존재 자체입니다. 쿤달리니가 있으면 살고 없어지면 죽습니다. 그러나 우리 인간들은 인체에 이런 에너지가 존재한다는 사실조차 모르고 있으니 답답할 노릇입니다.

이 책에서는 아이를 최고로 만들 수 있는 테크닉이 소개되어 있습니다. 아이와 아동을 위한 CST가 바로 그것이며, 이를 통해 쿤달리니를 끄집어내야 하는 것입니다. 부모가 배우고 익혀서 아이에게 시도하면 엄청난 변화가 일어날 것입니다. 아이가 만약 거꾸로 태어난다면 무슨 일이 일어날까요? 중력은 도둑맞은 비밀이라고 이 책에서 말하고 있습니다. 역산을 바꿀 수 있는 테크닉 또한 이 책에서 자세히 제시하고 있습니다.

어떤 부분도 놓치면 안 되는, 반드시 알아야 할 분야라고 생각합니다. 우리는 이 책에서 인생에서 가장 중요한 잰 마스터(zen master: 인생의 대가, 큰 스승)를 만날 수 있을 것입니다. 내 아이가 이 세상에 태어나서 하나의 인격체로서 최고의 아이가 되기를 원한다면 꼭 이 책을 한 번 읽어보시길 권합니다. 감사합니다.

2018. 5
역자 김선애 드림

감사의 글

나의 진정한 감사는 두개천골 테라피에 대해서 처음 내게 책을 쓰도록 요청한 네덜란드 앙크 허메스 출판사로부터 에미 텐 셀담에 이른다. 나는 결코 쓰는 것을 좋아하지 않지만 쓰는 것을 사랑하게 되었다. 두개골 분야에서 나의 스승은 두 사람인데 진실로 나를 거기에 빠지도록 한 바드흐레나 트츄미 그리고 나를 두개골 분야로 붙든 존 어플레저 박사다. 존 어플레저 박사는 여전히 나의 스승이다.

나를 이런 길로 안내한 두 분께 감사드린다. 또한 사랑의 작품을 만들기 위해 노력해주신, 북대서양 출판사의 모든 분에게 감사를 드리고 싶고, 읽는 사람은 모두 이용할 수 있기를 바란다. 특히 사라 세라피미디스, 유보네 카데나스 그리고 커씨 글래스에게 감사드리고 싶다.

내가 아이들에 관해 알게 된 모든 것을 나는 나의 동료, 니토로부터 배웠다. 그녀는 아이들과 소통하는 법을 내게 가르쳐주었고, 무엇보다 이러한 작업에 대한 확신을 주었으며, 나의 기술이 계속 발전할 수 있도록 자신감을 심어주었다.

또한 나는 나의 길에 동행한 모든 사람과 자유를 향하도록 내게 강요한 모든 이에게 감사드리고자 한다. 나를 만나게 될 사람이 많이 있으며, 그래서 나는 이러한 도전에 감사드리고 있다.

결국, 나는 우리 즉 니토와 내게 오는 모든 신생아와 어린이에게 감사한다. 여러분은 우리의 젠 마스터 즉 선(善)의 교사 혹은 선의 대가(大家)를 가졌다. 그들은 환영받으러 오고 치료 받으러 온다. 그들은 잊지 않기 위해 오고 우리는 그들을 통하여 또한 기억한다.

– 에티엔느 페이르스맨

나는 봅 박사와 루츠 로쓰 부인에게 특별한 감사를 드리고 싶은데 이들은 아이들이 이 세상으로 들어갈 수 있도록 나로 하여금 붙든 깊은 맛과 자질을 발견하도록 안내하였다. 여러 해 전에 나는 뉴욕 시라쿠스에 있는 주 북부의 메디컬 센터에서 그들과 함께 조력자로서 일할 수 있는, 매우 큰 행운을 얻게 되었다. 그들과 같이 시각장애 어린이를 위한, 아주 독특한 주거를 바탕으로 한 치료 프로그램을 창조하고 관리하였다. 거기에서 나는 어린이들과 더불어 존중하고 신뢰하며 접촉하는 중요성을 배웠다. 그들의 인내와 아이들에 대한 기술과 어린이는 내가 선물로서 받은 것이었는데 내 자신의 모성을 통해 받은 것이었으며, 어린이와 함께 한 연속적인 작업이었다.

이것들은 삶에 관한 지극히 중요한 수업이었으며 삶을 가치 있게 하는 방법이었다. 이러한 앞의 경험들이 또한 두개천골 테라피에서 이런 과제를 완전하게 사용할 수 있도록 했다. 나의 사진들은 테라피스트와 어린이 사이에 접촉과 이러한 신뢰를 강조할 목적으로 촬영되었다.

– 니토 페이르스맨

서론

나는 다만 여섯 살짜리 수업을 텔레비전에서 보았다. 그런데 아이들은 말(馬)을 타고 두 명의 경찰관을 방문한 것이었다. 모든 어린이는 이 거대한 동물들에게서 순수한 궁금증을 바라보고 있었다. 우리가 성장할 때 우리에게 무슨 일이 일어날까? 그것은 작은 행운과 함께 다시 순수에 이르기 위해 신경증(심리적 갈등 및 외부 스트레스로 인한 긴장 증세)을 통하여 크게 우회할 것처럼 보인다.

이 책은 어머니와 아이 사이에 사랑의 출산에 관한 것이며, 우리의 세계 안에 있는 기본적인 사랑의 가능성에 관한 것이다. 그러나 당신은 사랑이 나타날 수 있는지 어떻게 확신하는가? 그리고 당신의 아이가 정말 시작부터 의기소침해 한다면 당신은 무엇을 하겠는가? 어떤 힘의 밖에 있다면 여러분은 스스로 무엇을 느끼겠는가? 그리고 결국 완전히 당신의 힘 밖에 있다면?

테라피의 기교를 넘어 무슨 일이 일어나고 있는가는 매우 중요하다. 테라피는 무엇인가? 이 물음은 관심을 갖고 터치되고 있는 존재에 대한 존경의 표시다. 이러한 존경은 아이(모든 방관자 혹은 구경꾼)에게 내가 이렇게 보여 지고 있다는 것을 느끼게 하며, 이것은 내가 존재하는 영혼으로서 인식되고 있다는 것을 말해 준다. 그리고 이러한 존경은 그들이 이런 낯설음과 위협적인 세계를 쉽게 수락하도록 만들어준다.

우리가 출산에서 자연스럽게 서로 연결되는 기회를 어린이와 어머니에게 제공할 수 있다면 우리는 아이들에게 이러한 안전을 제공하는 것이 된다. 포유동물의 뇌가 출산에서 활성화된다면 거기에는 스트레스에 대한 이유는 없을 것이며, 그 순간의 사랑으로 화학적인 호르몬을 통해 '하드 드라이브'를 설치하도록 유도된다.
내가 맨 처음 두개천골 시스템과 그 리듬을 가지고 작업을 시작할 때 감동의 세계가 내게 펼쳐졌다. 두개천골 시스템은 신체에 있어서 가장 오래되고, 가장 심오하며 가장 원초적인 시스템이다. 간단히 말해 임신 이후 세포가 신체를 만들기 시작할 때 신경 시스템(두개천골 시스템 이내의)은 그 형태의 첫 번째 산물이다. 이 중에 빌딩 블록 즉 필요한 구성 단위가 전체 몸을 형성할 것으로 나타나고 있다.

신생아는 산도를 통하여 통과할 때 완전히 압력 상태에 놓여 있다. 간혹 작은 뼈들이 다른 지점에서 혹은 위에서 서로 떨어지게 되고 곤경에 빠져서 지낸다. 물론 이것이 뇌를 방해하는데 거기에는 성장할 만한 공간이 충분하지 않기 때문이다. 압착은 또한 척추의 기둥이나 양쪽 측면에 동시에 일어날 수 있다. 우리의 테라피는 이러한 곤경에 빠진 곳을 찾고 발견하는 것이며, 우리는 그것들을 공개하는 것이다. 우리는 우리의 손을 아이에게 붙이고 아이의 두개천골 시스템과 연결함으로써 우리와 아이를 연결하는 서클을 통해 에너지를 엄청나게 증가시켰다. 이것이야말로 그 시점에 치료를 진행해야 한다는 명백한 근거를 보여주는 것이다.

나에게 매우 분명해진 것은 이 테라피가 배우기에 아주 쉽다는 것이다. 시작하게 하는 호기심이 충분히 있고, 나는 곧 신체에 대한 간단하고 투명한 아주 큰 매력이 있음을 발견하게 되었으며 그것은 또한 내게 저항할 수 없는 것이었다. 나는 그런 점에서 명쾌하고 간단하게 되기를 바란다. 그것은 그 자체로 대부분의 정골 요법적 접근과는 달리 나의 일이 차별화되는 것이요, 본질적 마음 비움과 사색의 상태라고 할 수 있다.

지금까지 우리는 그들 자신의 지식과 경험을 벗어나서 실행하는 수백 명의 테라피스트를 교육했다. 그들은 그들 자신의 문제들을 겪었기 때문에 그들은 밖에서 발생하는 거의 모든 문제를 모든 고객에게 안내할 수 있다. 우리는 충고를 하고 출산 전후의 산모와 아이를 치료한다. 독자로서 이 기술을 활용하거나 이 책을 다만 읽어본 사람에 의해 시도되는 것은 결코 현명하지 않다.

이 책에서 설명하는 모든 테크닉은 두개천골 테라피스트에게 의미가 있다. 우리의 경험은 하지만, 정말 관심 있는 사람에게 안전하게 이러한 기술을 적용하도록 배울 수 있는지 우리에게 가르쳐주었다는 점이다.

따라서 교육과 실습이 절대적으로 필요하다. 다시 살아나는 우리 자신의 탄생을 포함하여 두개천골에서 우리가 배우는 모든 테크닉들은 두개천골 테라피스트 교육의 일부분이다. 이렇게 하여 우리는 치유에 있어서 중요하지 않게 여겼던 테라피스트 역할로써 아직까지 해결되지 못한 출산 트라우마를 극복할 수 있는 가능성을 지니게 되었다.

결국, 현명한 부인들을 되돌아오게 하기 위해 이런 자연적이고 간단한 테크닉을 가능한 한 많은 사람에게 가르치는 것이 우리의 궁극적 목표다. 이것은 지금까지 교회에 의해 근절되고 의료 직종에 의해 대체되었다. 그러나 우리의 궁극적 목표는 우리 사회에서 우리가 아이들에게 정당한 혜택을 받을 수 있도록 유도하는 것이다. 그들이 받을 수 있는 권리를 공정하게 되찾아 주는 공정한 작업이라 할 수 있는 것이다.

-에티엔느 페이르스맨

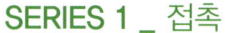

SERIES 1 _ 접촉

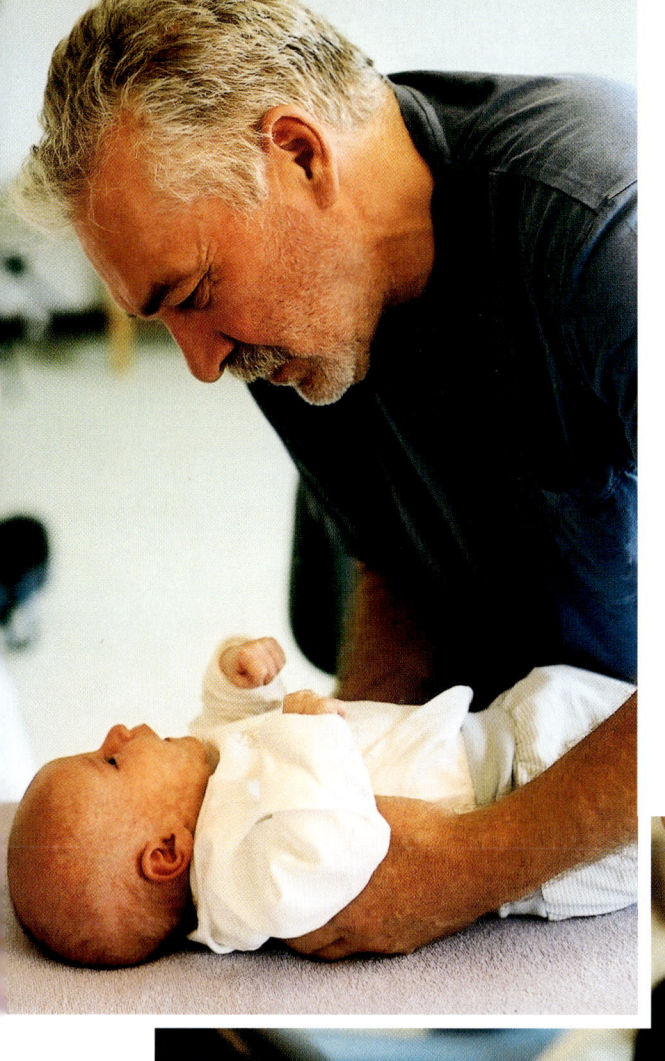

세션을 받으러 오는 모든 아이는 특이한 신인간이다. 이 작은 신체의 소유자들은 우리가 가진 커뮤니케이션 기술을 보유하고 있지 않다. 그리고 이것은 간혹 어머니와 아이 두 당사자에게는 아주 실망스런 것이다. 어머니와의 커뮤니케이션은 주로 냄새, 접촉, 그리고 소리를 통해 일어나는데 이것은 믿음과 안전을 보장할 것이다.

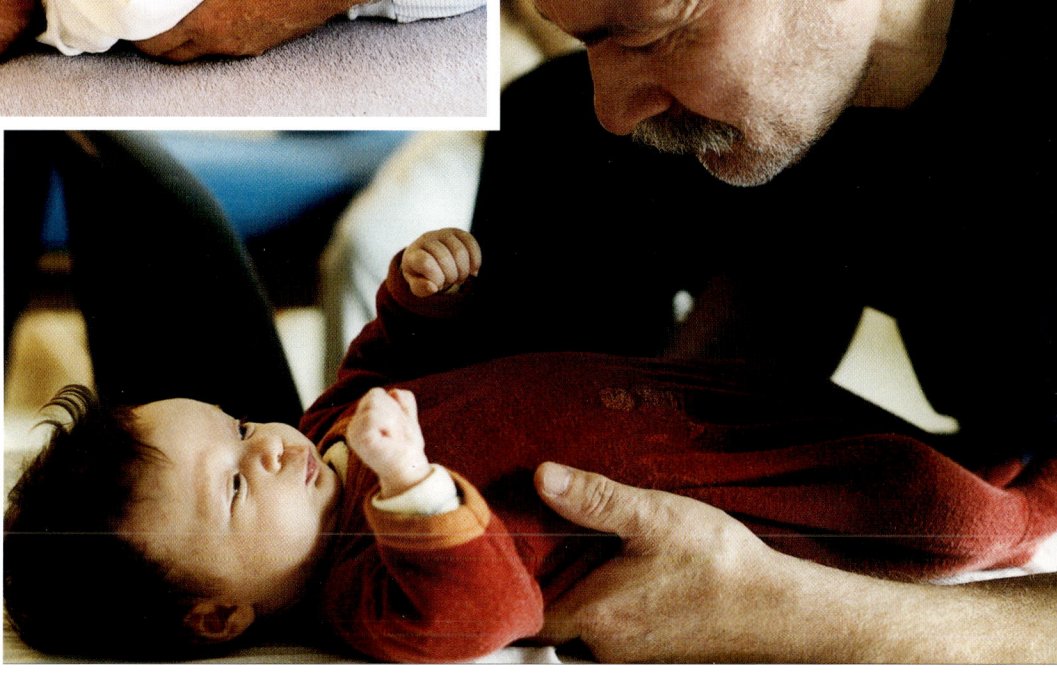

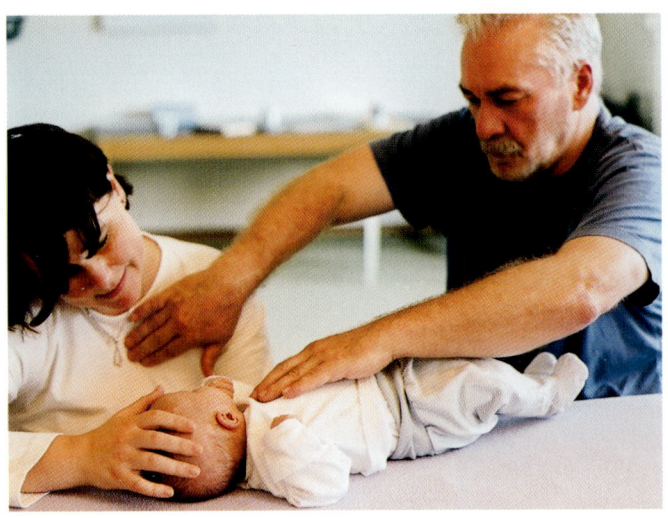

내가 아이의 눈을 응시하며 깊은 데를 보는 것과 동시에 나는 천천히 소리를 내기 시작한다. 나는 아이를 매우 반갑게 환영하고 있다. 반드시 말로서만 환영할 필요는 없다. 즉 이것은 눈을 통해 접촉하면서 바라보는 것이고, 나의 에너지가 흐르도록 해주는 것이다.

전체 세션을 하는 동안 나는 척추관이나 눈과 소리를 통해 아이와 함께 완전히 연결되려고 한다. 내가 아이와 연결되고 있다는 것을 잊을 때 즉 몰입에 완전히 빠져들 때 어머니에게 질문을 구하기 시작하라. 그런데 이것은 거의 아이의 즉각적인 저항을 초래한다.

아이가 엄마와 같이 있는 것을 절대적으로 원하기 때문에 어머니와 아이가 떨어져서 접촉을 할 수 없을 때 나로선 시도하기 좋은 것이다. 출산 과정에 대한 그녀의 경험에 관하여 몇 가지 질문들을 한 이후에 나는 어머니에게 치료를 위해서 테이블에 갈 수 있는 기회를 제공한다.

엄마와 아이의 관계는 매우 깊다. 그리고 아이에게는 안전이 매우 중요하다. 그것은 내가 하려는 것이 어머니를 위해 즐겁고 유익한 것임을 아이들로 하여금 느끼게 하여 더욱 많은 것을 얻고자 하는 것이다. 내가 하는 일에 아이가 천천히 익숙해질 필요가 있다.

간혹 어머니를 치료할 때 나는 아이의 몸을 곧장 만질 것이며 또한 멀리 떨어져서 접촉할 것이다. 어린 아이를 이렇게 대하는 방식이 아이로 하여금 나의 접촉에 대해 천천히 익숙해질 수 있도록 하는 것이다.

CHAPTER 1 _ 두개천골 테라피는 무엇인가?

우리의 몸은 완벽한 자기 조절 시스템이다. 잠에서 스스로 깨어나고 위험한 상황에 본능적으로 반응한다. 또한 외부 세계 즉 삶에 있어서도 스스로 길을 찾는다. 그리고 밤에는 스스로 잠을 자게 된다. 이 모든 것은 인체의 자기 조절 시스템 때문에 가능하다. 그러나 우리는 자기 내면의 세계에 있어서 엄청난 활동들을 보지 못하고 살아간다. 자신을 과소평가하는 어리석음 역시 우리의 치명적 약점이다.

잠은 재생을 위해 반드시 필요한 요소다. 왜냐하면 생명은 세포를 착용하고 있기 때문이다. 그래서 아침에 우리는 신선함을 느낀다. 본능적으로 당장 출발하는 것이 나을지 아니면 다른 날에 가야 할지를 판단한다. 그러나 이러한 신선함에도 불구하고 하루의 일상에는 반드시 스트레스가 뒤따른다. 우리가 받는 모든 형태의 스트레스는 우리에게 장애가 되며 이러한 스트레스에서 회복하는 것이 매우 중요하다. 스트레스는 매사에 우리의 발목을 잡고 어떤 일이나 계획을 지연시킬 수가 있다.

그리고 인체가 완전한 자기 조절 시스템을 갖추고 있다 하더라도 스트레스 때문에 우리의 신체는 조금 덜 완전하게 기능하기 시작할 것이다. 인체에 문제가 발생하면서 우리의 역할은 매우 커지게 된다. 왜냐하면 인체에 발생하는 문제의 상당한 부분을 두개천골요법을 통해 해결할 수 있기 때문이다.

우리의 두개천골 테라피에서 우리는 에너지가 차단된 곳을 감지하기 위해 신체를 접촉한다. 두개천골에서 신체 접촉은 거의 필수적인 방법이다. 에너지가 차단된 곳은 스트레스에 영향을 받는다. 스트레스의 가중은 매우 나쁜 영향을 동반한다. 그것을 트래픽(차량 통행)과 비교해 보라. 오늘날 우리는 날마다 교통 체증 속에서 살아가고 있다. 인체 역시 교통 체증과 같이 스트레스에 노출된다. 이때, 우리 두개천골 테라피스트는 인체에서 교통체증 부위를 찾아내고, 그것이 분명하다고 확신하면 테라피스트로서 해결책을 찾으려고 노력하게 된다.

그 작업 즉 인체의 교통 체증을 해결하기 위해서 어떤 수행 방법을 택할 것인가? 이것을 위해 당신은 신체가 어떻게 성장하는가에 대하여 어느 정도 알아야 할 필요가 있다. 임신 이후, 세포는 여러 시간 저절로 복제될 것이다. 최초 세포의 정확한 모양의 다발을 형성할 때까지 말이다. 이 세포들 중의 일부가 태반을 형성하는 동안, 나머지는 확산되고 세 평면 층을 형성한다. 마치 각각의 상단에 세 개가 팬케이크(착륙) 하는 것처럼 말이다. 물론 우리는 이런 어려운 과정을 군이 알아야 할 필요까진 없다. 그저 이런 신비한 원리가 인체에서 작용하고 있다는 사실을 알면 되는 것이다.

하나의 층은 내부가 될 것이고, 다른 하나의 층은 외부가 될 것이며, 나머지 하나는 이 두 개의 사이에 연결층을 이룬다. 이 세 개의 층이 우리의 완전한 신체를 형성할 것이다. 그러나 시작 부분에 우리는 각각의 상단에 세 개의 층으로 구성된 팬케이크의 짧은 스택(더미, 굴뚝)이 있음을 알 수 있다. 이러한 팬케이크들은 서로 겹칠 것이며 튜브(관)와 제1의 척추 기둥을 형성한다. 이 대목 역시 어려운 부분이며 군이 알려고 하지 않아도 된다. 인체란 이렇듯 신비한 기능과 신비한 과정을 통해 형성된다는 것을 이해하면 된다.

튜브와 척추 기둥을 형성한 이후에 세포들은 자신들의 장소들로 이동하고 바로 거기에서 그들 자신만의 특별한 기관을 만들게 된다. 그리고 그 밖의 모든 것은 신체의 내부가 된다. 따라서 우리는 모든 것이 잘 작동하는지 본능적으로 확인하고자 한다.

우리는 바로 인체라는 집을 짓고자 하며 이러한 팬케이크들에서 첫 번째로 나타났다는 것은 수직 라인이다. 이것은 건설자의 연직선(추를 매달아 늘어뜨릴 때 그 실이 이루는 중력 방향 즉 정수면과 직각을 이루는 수직선) 같은 척색(척추동물의 어린 시기에 나타나는, 세로로 길게 뻗은 막대 같은 구조) 구조를 하고 있다.

이 라인은 모든 세포에 정착할 닻과 같고 모든 세포의 장소가 되고 모든 세포의 작업이 여기에서 시작된다. 갑자기 모든 세포는 그것들이 수행하려고 하는 어떤 삶의 작업과 그것들이 정확히 신체 어디에서 그것을 하려고 하는지 알고 있다. 세포들은 매우 똑똑한 조직이다. 어떤 조직이나 뇌세포는 자신이 무슨 일을 해야 하고 무엇이 되어야 한다는 것을 인식하면 바로 움직이기 시작한다. 뼈나 장기, 신체의 어떤 부위를 만들기 위해 자기 스스로 책임을 완수하는 방향으로 움직이기 시작하고 그 방향으로 발전한다.

척색의 마법 같은 외형(외관, 모습)이 일단 의도적으로 이동하면, 그것은 사라지지만 척색에 의해 생성된 중간 라인은 항상 우리의 몸에 있는 지배적인 방향으로 유지된다. 모든 세포는 바른 길을 탐색하고, 어떤 신호체계를 통해 자연스럽게 자기 삶의 일부를 명쾌하게 기억한다. 이것은 또한 우리의 테라피가 그 위에서 릴리즈하고 휴식하고자 하는 기본 시스템들 중의 하나다. 즉, 당신이 당신의 삶에 대해 알고자 할 때 인체의 시스템이 적어도 일정 부분의 정보를 제공할 것이다. 그리고 테라피스트는 세포나 조직이 자리를 잡을 곳과 기능할 곳을 확실하게 제시해주는 리더 역할을 할 것이다.

우리는 사람들에게 물리적으로 이 중간선을 느끼도록 해준다. 즉 우리는 사람들을 정확하게 그 또는 그녀의 척색을 중심으로 생각하고 그 기준에서 행동한다. 우리 인체의 자연스런 통제 메커니즘은 우두머리가 순서를 부여하는 것과 같다. 그것은 우리가 먹어야 하는 시기, 우리가 숨을 쉬고 소화하는 것과 다른 수천 가지 일을 하는 것을 확실하게 한다. 우리는 우리 몸이 우리 자신을 위해 성실하고 꾸준히 일을 하기를 바란다.

모든 사람이 당신이 보스(뇌)를 위해 일해야 하는 것을 알고 보스(뇌)가 화가 난 것도 안다. 그(그녀)는 간혹 두려움에 휩싸이고 간혹 어떤 순서를 잊기도 한다. 이렇게 되면 결국 전체가 그것의 충격을 느끼기 시작할 것이다. 우리의 보스 즉 그 연결 뇌는 우리 몸 안에 깊이 숨어 있으며, 우리의 두개천골 시스템에 의해 사육·관리되고 있다.

임신 이후에 이러한 체계는 첫 번째로 성장하고 모든 신체 주위가 스스로 성장할 수 있도록 오케스트라처럼 편성된다. 그리고 여기에서 우리는 테라피의 커다란 비밀에 직면한다. 우리는 우리 내부 세계 안에 깊이 숨겨진 우리의 보스를 느끼고 배웠다. 우리는 모든 그것의 기분(마음 혹은 감정) 안에서 신경체계에 대한 지식을 배웠다.
이러한 감정에 의해 우리는 어디에 문제가 있는지를 알며 그 문제들을 어떻게 해결하는지 알게 된다. 우리는 에너지가 어디에서 막혀 있는지 배우며 그것의 릴리즈 방법에 대해서도 배운다. 또한 신경체계가 장애 없이 명령을 어떻게 다시 보낼 수 있는지도 배우게 된다.

피델이 방문하러 왔을 때 그는 겨우 0.5살이었다(6개월). 그는 카리브해의 태양처럼 반짝이고 있었고 아주 행복해 보였다. 그러나 그의 호흡은 늙은 항해사처럼 귀에 거슬리고 있었다. 그의 어머니는 그가 태어난 지 3개월이 지난 후부터 천식 약물 치료를 받아왔다고 내게 말했다. 나의 품안에 아이를 넣은 후 나는 곧 그의 양쪽 어깨 사이 각각의 끝에서 척추에 압력을 가하고 있는 것을 알았다. 그것은 과중한 출산 이후에 필연적으로 오는 것이었다.

나는 정말 필요한 경우에만 천식 흡입기를 사용하자고 어머니를 설득했다. 4번의 세션 이후 피델은 건강한 아이가 되었고 그의 척추는 아주 자연스런 곳에 자리를 잡고 있었다. 뇌에서 나와 척추 사이를 통과하는 신경들은 자신들의 신호를 통해 폐가 더 이상 압력을 받지 않고 자유롭도록 해 주었다. 요컨대 보스(뇌)가 작업을 하려고 어떤 공간을 확보하면 신체는 그저 스스로 알아서 일을 잘 할 수 있다는 것이다.

우리의 몸은 위대하고 신비롭다. 신체는 일주일 이후 모든 낡은 혈액 세포를 대체할 수 있는 지혜를 갖고 있다. 그리고 신체는 7년마다 어떠한 도움도 없이 자신을 완전히 대체하므로 우리로부터 완전한 존경을 받을 만하다. 더욱 놀라운 점은 신체가 아주 똑똑해서 어디에 문제가 있고 그 문제를 어떻게 해결하는지 스스로 말을 할 것이라는 것이다. 적어도 당신이 몸에 대해 듣고 배우고자 한다면 말이다.

CHAPTER 2 _ 아이들에게 왜 두개천골 테라피가 필요한가?

우리는 태어난 후 완전한 진화를 다시 할 필요가 있다. 임신 이후에 우리는 하나의 세포, 즉 수정란이다. 그 이후에 우리는 인간이 될 때까지 물고기부터 파충류, 포유류까지 모든 단계를 반복한다. 그러나 적절한 터전(기반) 없이 하나의 집을 짓기는 어렵다. 그래서 우리에게는 완전한 모든 단계가 필요하며 어떤 것이 그 장소를 찾아 충분히 성장하지 못한다면 우리는 불완전한 기반 위에서 몸을 만들게 될 것이다.

우리가 9개월 동안 양막의 용액 안에서 물고기처럼 떠다닌 후에는 그 공간이 좁아지기 때문에 우리는 육지로 나가야 한다. 더 성장하는 데 필요한 충분한 내부 공간이 없기 때문이다. 그런데 아이가 밖으로 나오는 것은 어머니와 아이에게 심한 육체적 노동인 것이다.

육체에 영혼을 주입하는 것, 이러한 영혼은 어린 아이의 내면 안으로 말 그대로 진입하면 된다. 즉 하나의 이상적 환경에서 이러한 과정은 어머니와 아이 둘의 신체적 타이밍을 위해 자연스런 존경심을 가지고 진행된다. 아이의 작은 몸에는 지극히 유연성이 있다. 그리고 아이의 두개골의 다른 뼈들은 아직 성숙하지 않아서 그것이 마치 쉽게 이동할 수 있는 작은 섬처럼 떠다니는 것과 같다. 요컨대 우리는 가방이 물로 가득 찬 것과 같고 여기저기에 약간의 뼈들이 가득 찬 것과 같다.

아이가 산도관 밖으로 나온 이후에는 먼저 폐가 전개되고 이 폐에서 호흡이 시작된다. 아이가 태어나는 과정 속에서 겪게 되는 자연적인 탐구는 바로 이런 것이다.
폐가 척추에 넣은 압력으로 인해 차례로 두개천골 리듬이 시작될 것이다. 이 두개천골 리듬은 두개골 뇌와 척추 코드 내부에 들어 있는 뇌 척수액을 움직이도록 하는 강력한 펌프 체계인데 그것은 두개골과 모든 신체의 리듬이 원활해질 수 있도록 오프닝을 보장하는 것이다.

출산할 때의 거대한 압력, 알려지지 않은 두려움 그리고 잘 의도된 것이지만 간혹 아이에게 비우호적인 방법들이 사용된다. 이동을 돕는 사람들이 작은 신체가 적절히 전개되는 것에 대응할 수 있도록 한다.

두개골 내부, 거기에는 어떤 최대의 유용한 공간이 있다. 이용할 수 있는 더 많은 공간, 더 많은 삶의 에너지가 이 공간을 가득 채울 수 있다. 하지만 무엇보다도, 당신이 이 출산의 가능성에 가까이 다가갈수록, 뇌는 공간을 늘려야만 하고 제 할 일을 해야만 한다. 두개천골 테라피스트로서 우리의 업무는 가능한 한 모든 공간을 되돌려주는 것이다. 바로 두개천골요법을 통해서 말이다.

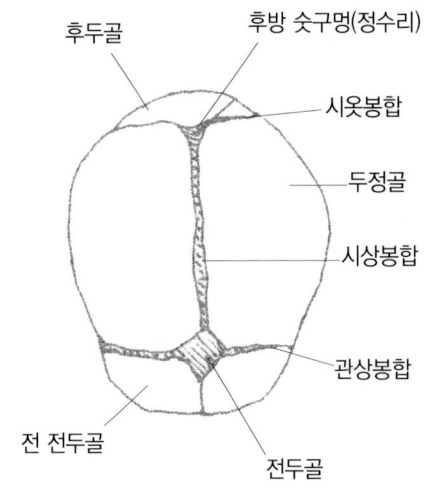

숫구멍(정수리)을 동반한 두개골

머리의 상단(꼭대기)은 골반 뼈를 지나는 산도(産道)를 통과하는 하나의 바테링 램(큰 금속봉)처럼 사용되어야 한다. 머리의 각 뼈는 봉합이라 하는 두 개 혹은 그 이상의 움직이는 부분들을 가지고 있으며 이러한 좁은 통로를 수용하는 숫구멍을 가지고 있으며 유동(혹은 흐름)을 동행할 수 있다.

'점화'는 아이를 깨우는 생명력이라는 '프랭클린 실'의 표현이다. 그것은 우리가 기회를 얻을 경우 우리의 삶을 시작하는 방법이다.

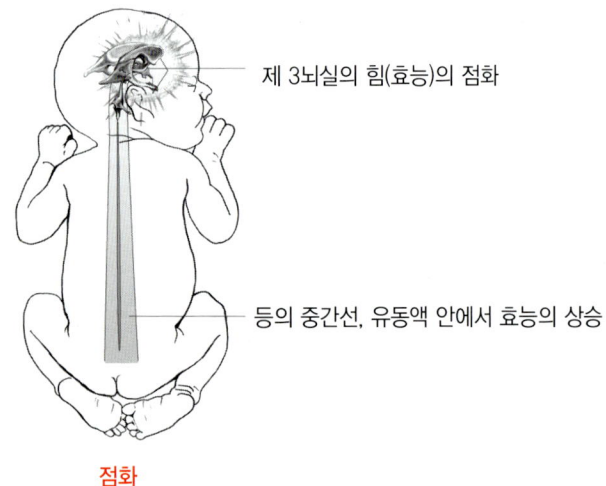

점화

어디에서 문제를 예상하는가?

작은 몸이 완전하게 전개되지 않을 때 신체적인 문제들이 발생한다. 출산하는 동안 강한 압력과 그 압력을 푸는 힘(감압)이 서로를 통해 작은 뼈들을 움직일 것이다. 그리고 뼈들이 붙는다면 신경들과 혈관들이 차단될 수 있을 것이다.

가장 취약한 지점은 물론 두개골(그리고 목)인데 그것들 때문에 애써 밖으로 나가는 하나의 바테링 램 즉 금속봉을 사용하기 때문이다. 말하자면 그것들은 산도를 잡아당겨 하나의 지레로 사용한다. 이런 것들 때문에 척추는 눌릴 수도 있고 뒤틀릴 수도 있다. 이런 일이 일어나면 아이에게 문제가 발생한다.

아이들은 이렇게 발생하는 문제들에 본능적으로 강력하게 반응한다. 그리고 아이가 울음소리 등을 통해 이런 문제점들에 본능적으로 저항하는 것은 이런 불쾌한 압력 때문에 자신에게 필요한 물리적 시스템이나 공간을 확보하지 못하는 것과 관계가 있다. 아이는 이런 상황에서 본능적으로 불편함을 느낀다. 그래서 아이의 신체를 구성하는 기관(장기 등)이 스스로 소리 등을 내서 저항하는 것이다.

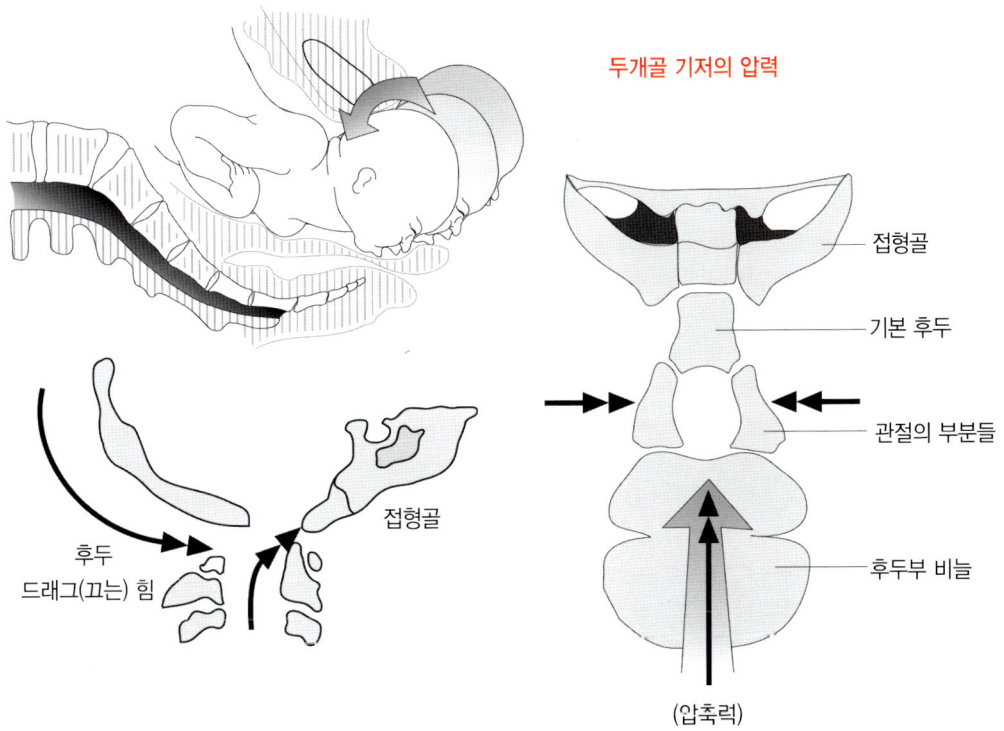

두개골 기저의 압력

접형골

기본 후두

관절의 부분들

후두부 비늘

후두
드래그(끄는) 힘

접형골

(압축력)

일반적으로 아이는 이러한 대부분의 압력 문제를 스스로 해결할 것이다. 모유 양육을 통해 코(주둥이)의 부분들을 심하게 빠는 힘을 개발할 것이고, 두개골은 서로 느슨한 휴식을 취할 것이며 그들 자신의 자연스런 자리를 찾을 것이다. 이와 같은 스스로 돕는 프로그램이 충분하지 않으면 우리는 주로 몇 번의 세션에서 두개천골요법을 통해서 이러한 압력을 보낼 것이다.

두개골들은 출산하는 동안 서로 미끄러질 수 있다.

당신은 작은 머리를 물로 가득 찬 가방과 비교할 수 있다. 아주 유연하고 움직일 수 있는 두개골들은 그 가방처럼 고형화되어 있고 또한 아직 완전히 성장하지 않은 것이다. 그것이 바로 매우 큰 공간(숫구멍)이 그들의 뼈들을 분리하지 않은 이유다. 이 뼈들의 작은 휨과 서로 활강(미끄러짐)하는 것은 정상적인 과정이며 산도를 뚫고 지나가기 위해 필요한 것이다.

다만 이 뼈들의 일부가 각각의 끝에 붙은 채로 머물 때 그것은 뇌의 성장을 방해하고 간혹 극적으로 신체의 작업을 저해한다. 물론 두개천골 테라피스트로서 우리는 이러한 중첩이 수정될 수 있도록 하는 것과 수정된 것을 확인할 수 있도록 하는 것에 최선을 다할 것이다.

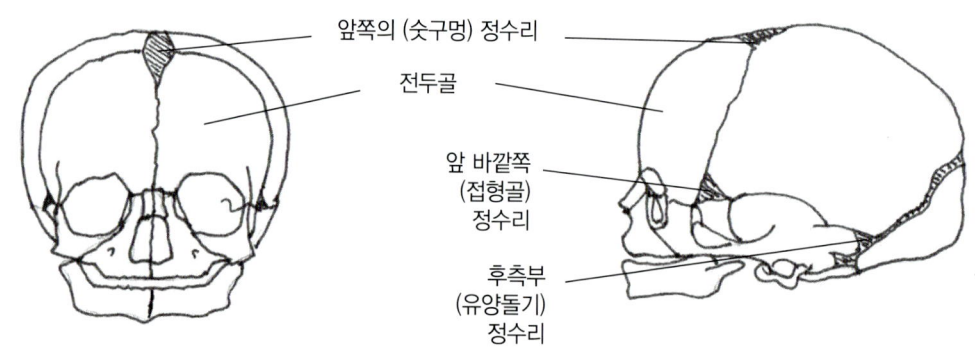

앞쪽의 (숫구멍) 정수리
전두골
앞 바깥쪽
(접형골)
정수리
후측부
(유양돌기)
정수리

작은 뼈들이 필요할 때 서로 위로 미끄러질 수 있다.

전두골은 두 부분으로 구성되어 있다.

접형골은 세 부분으로 구성되어 있다.

관자놀이 뼈는 세 부분으로 구성되어 있다.

후두골은 네 부분으로 구성되어 있다.

사골은 세 부분으로 구성되어 있다.

턱(상악)은 두 부분으로 구성되어 있다.

턱(하악)은 두 부분으로 구성되어 있다.

환추(제1경추)는 세 부분으로 구성되어 있다.

천골은 다섯 부분으로 구성되어 있다.

가장 취약한 부분은 두개골 기저다. 이곳의 신경들과 혈관들이 두개골의 안과 밖을 지난다. 그리고 가운데에는 매우 두꺼운 신경다발이 있는데 우리는 이를 척추라고 부른다. 거기에는 쉽게 염증을 일으킬 수 있는, 아주 잘 알려진 신경이 있는데 이는 민감한 미주신경이다. 그것은 호흡, 소화, 심장의 휴식뿐만 아니라 대부분의 기관의 기능을 조절한다. 게다가 거기 두개골 기저에는 목 근육을 이완, 긴장시키는 신경이 있는데 이것은 압력을 받으면 특별한 어려움을 겪게 된다.

대부분의 이러한 신경은 서로 강력하게 연결되어 있으며, 신경에 대한 압박들이 누적된 문제들을 야기하게 된다. 물론 우리의 신체는 장애들로부터 살아남기 위하여 적응하고 배울 것이다. 하지만 그것은 모든 울보들의 부모가 당신에게 말하는 것처럼 행복을 가장 잘 가져다 줄 수 있는 출발은 아니다.

모든 이러한 작은 문제는 활동적인 행동을 하도록 (다른 사람들한테) 안내할 수 있으며, 이러한 문제들이 해결되지 못하고 지속될 때 아이들에겐 지구상의 지옥이 될 수 있다. 그리고 아이들도 불편의 원인을 알지 못하고 그것에 대해 소통할 수 없게 된다. 지옥의 세계가 부모를 기다리고 있는 것이다. 두개천골테라피는 이런 경우를 사전에 대비하는 필수적인 코스다.

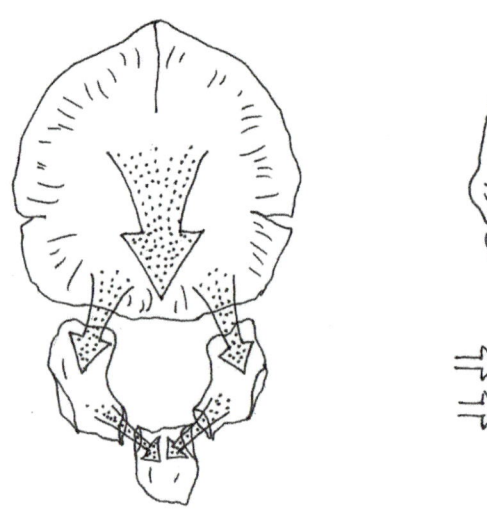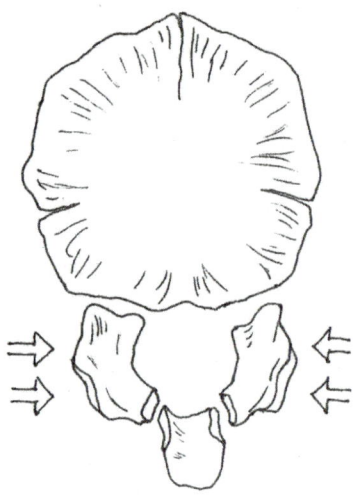

화살표들은 척추를 압박할 수 있는 힘들을 보여준다. 수정(교
정)되지 않는다면 이것은 (아이에게 치명적인) 활동적인 행동
으로 이어질 것이다.

CHAPTER 3 _ 출산에 관한 우리의 생존 전략

우리는 명확한 하나의 사실을 알아야 한다. 출산하는 동안 산모와 아이에게 일어나는 거의 모든 문제는 사랑을 통해 해결될 수 있다. 그러나 무겁고 위협적인 출산이 될 수도 있는데 어머니와 함께하는 긴밀한 방법이 대부분의 이러한 문제를 조절할 수 있을 것이다. 더욱 필요한 경우에는 약간의 두개천골 치료들을 통해 대부분의 문제를 해결할 수 있을 것이다.

그럼에도 우리는 치료되지 않은 부분들을 경험할 것이며 이를 통해 치료의 가능성을 확신할 수도 있을 것이다. 적어도 우리는 삶의 나머지를 위해 우리의 행동에 영향을 미칠 것이다.

우리 인간은 우리 종족의 생존을 증진하는 방법으로 태어나고 있다. 그리고 우리의 신체들 안에 존재하는 방어 메커니즘은 이러한 생존을 유지하기 위해 임신 직후 바로 어떤 작업을 시작한다. 인체에는 이런 메커니즘이 존재하는 것이다. 신생아들은 태어날 때 자신들의 자리를 차지하고 완전히 활성화된다.

신생아들은 자기 자신을 전혀 돌볼 수 없다. 그리고 신생아의 경우 다른 더 높은 수준의 뇌 기능에 대한 발달이 마무리되기까지는 여러 해가 걸릴 것이다. 그러므로 생존을 위해서는 어머니의 도움이 보장되어야 하며, 이에 따라 작은 신체는 세 가지 다른 시나리오[*]를 선택한다. 최상의 발전된 것으로부터 가장 원시적인 것까지 외부에서 살펴보자.

1. 출산 이후에 사용할 수 있는, 우리 뇌에서 가장 개발된 부위는 포유류 뇌이지만 어머니와 아이들은 그 뇌를 활성화할 수 있는 기회를 가져야 한다. 활동적인 호르몬 결합은 어머니와 그녀의 아이에게 안전과 만족을 보장할 것이다. 인류와 개인의 이러한 생존 방식은 보장되어 있는 것이다.

   모유 양육을 하는 동안 당신이 어머니와 그녀의 아이를 살펴본다면 당신은 말 그대로

---

[*] 폴 매클린은 뇌의 심중 편집에 관하여 '심위일체 뇌 모델'을 첫 번째로 기술했다.(포 매글린 박사, 『진화에 있어서 삼위일체 뇌』. 플래넘 출판사, 1990.) 내가 이러한 복잡한 문제를 설명하는 것처럼 용어는 좀 더 긴단하다.

이러한 대부분의 개인적인(친해지는) 시간 동안 그들 주위에 고치(누에가 고치를 만들 듯)를 볼 수 있을 것이다. 접촉과 부드러운 소리들 그리고 이러한 상호 작용을 수반하는 냄새들은 당신의 눈앞에서 바로 사랑이라는 것을 보여준다. 그것은 물론 어머니의 따뜻한 마음이 그녀의 가슴 깊숙이 그리고 정확히 자리 잡고 있는 것을 분명히 보여주는 것이며, 그래서 아이는 음식처럼 액체의(유동성의) 사랑을 즐긴다.

엄마와 아이 사이의 이러한 친밀성은 호르몬 결합 시스템을 활성화하는 데 필요하다. 그리고 이 호르몬 스위치를 켜는 데 가장 결정적인 요인은 모유 수유다. 어떤 이유로 아이가 받아야 하는 모든 종류의 테스트를 박탈당하거나 어머니가 어떤 치료를 받을 필요가 있다면, 아이는 이전의 진화 방어 체계를 사용할 것을 강요받을 것이다.

2. 파충류의 뇌(교감신경계 시스템)는 사실상 포유류의 뇌 아래 단계에 놓여 있다. 더 높은 포유류 뇌는 전환되지 않기 때문에 파충류 뇌가 활성화되면 어머니와 아이는 스트레스 호르몬이 생길 것이다.

성인들에게 이러한 뇌는 싸움/비행(飛行) 메커니즘을 활성화한다. 그러나 아기에게 이러한 뇌는 스스로 울음을 통해 외치는 형태로 자신을 표현한다. 이것이 자신을 표현하는 유일한 방법이다. 아기는 이렇게 해야 자신의 주위로부터 완전한 관심을 얻을 수 있다는 것을 알게 된다. 아이는 울음으로써 자신의 상태를 알리며 관심을 유도하는 것이다.

이러한 방법은 또한 어머니의 싸움/비행 메커니즘을 활성화한다. 분노(좌절)에 의한 절규, 실망과 고통은 어머니가 자신의 스트레스 호르몬을 스스로 만들어내는 것을 통해 대응한다.

이렇듯 아기의 울음소리는 거의 항상 이웃 모두로부터 같은 반응을 얻어낼 것이며, 그것은 아기에 있어서는 이 뇌의 목표라고 할 수 있다. 아기는 태어날 때부터 생존하는 법을 어느 정도 스스로 실천하게 되는 것이다. 이것이 생존 전략이며 아기는 본능적으로 똑똑하다.

3. 극단적인 환경에서 뇌의 첫째와 둘째 층이 기능하지 못한다면, 여전히 나이든 벌레 같은 뇌(부교감신경 시스템)는 적극적으로 될 것이고 아기는 완전히 수동적으로 될

것이다. 어려운 얘기임에 틀림없지만 뇌를 이루고 있는 각 층이 원활한 기능을 해야 한다. 그러지 못할 때에는 뇌 때문에 많은 문제가 발생하게 된다. 두개천골요법은 바로 이런 뇌의 문제들을 해결할 수 있는 지름길이라 할 수 있다.

뇌에 여러 층이 생기고 어떤 층은 다른 층의 위에 놓이게 된다. 이런 모습은 우리 주위에 나타난 새로운 환경들에 대한 도전의 결과이며 이런 새로운 환경에 대처하는 방식의 결과물이라 할 수 있다. 뇌에 주름 같은 여러 층이 생기는 것은 새로운 환경에 적응하는 과정에서 비롯되었다.

즉 살아남기 위한 유일한 방식은 우리 자신을 진화하는 것이다. 모든 우리 뇌는 이전의 뇌보다 진화하고 싶어 한다. 새로운 하나의 층은 이전에 있던 뇌의 층에 비해 기능이 더 발전되었다. 인간의 뇌는 가능성이 열린 세계로 발전하는 것이다. 유도 시스템(안내 시스템)으로 인해 뇌의 기능을 향상시키기 위한 새로운 전략들에는 새롭고 더욱 복잡한 배선이 필요했다.

우리의 생존을 보장할 수 있는 것은 서로의 위에 놓인 이 세 가지 시스템이다. 이 시스템들 중 하나가 활동적인 것이 되지 못한다면 항상 낡은 것이 될 것이다. 활동적이지 못하다면 아래에 있는 층은 더욱 아래로 떨어져서 원시적인 시스템이 될 것이다.

만약 포유류가 더는 활동적이지 못한 상태에 머문다면 인간의 뇌 역시 파충류 같은 하위단계로 추락할 수 있다는 말이다. 생존을 위한 시스템이 작동하지 않고 진보적이지 못하다면 이러한 시스템은 원시적으로 표면 위로 돌아갈 것이다. 이것은 포유류나 파충류 같은 거시적인 차원에서의 생명 종에서도 그렇지만 인간의 뇌를 이루는 각 층의 경우도 같은 원리로 설명될 수 있는 것이다.

우리가 먼 지역에 일을 하러 가야 할 때에는 차를 타고 간다. 그런데 만약 차가 고장 났다면 자전거를 타고 가거나 걸어서 가야 한다. 심지어 전화를 걸어 변명을 하고 일을 하러 가지 않을 수도 있다. 또한 차가 있다고 해도 운전하고 싶지 않다면 똑같은 상황이 일어날 것이다. 차가 고장 나면 자전거를 타고 가려 한다. 하지만 자전거 바퀴에 펑크가 났다면 걸어가려고 할 것이다. 아프다고 전화를 할 수도 있다. 우리는 이런 행태를 계속 반복할 것이다. 이런 행동의 반복은 생존을 위해 일어난 일의 결과다.

인간의 생존 전략에서 일어날 수 있는 어려움들은 가끔 우리 일생의 패턴을 결정할 것이다. 안전 및 보안에 대한 느낌은 포유류의 뇌가 활동적이라는 것을 보증할 것이다; 즉 우리의 뇌는 안전하고 보안을 위해 스스로 뭔가 한다는 점이다. 그렇지 않으면 거기에는 항상 우리의 생존에 관한 잠재의식적인 두려움이 있게 된다.

생명은 감정 없는 세계, 즉 감정 없는 세계 그런 상황에서 당신이 무기력한 세계에서 끝난다면 어떠한 가능성도 거의 보이지 않게 된다. 왜냐하면 당신은 당신의 높은 가능성들 중 하나를 활성화할 수 없었기 때문이다. 우리는 모두 그 빈 눈의 아기와 작은 아이들과 함께 그 루마니아 고아의 이미지들을 기억한다.

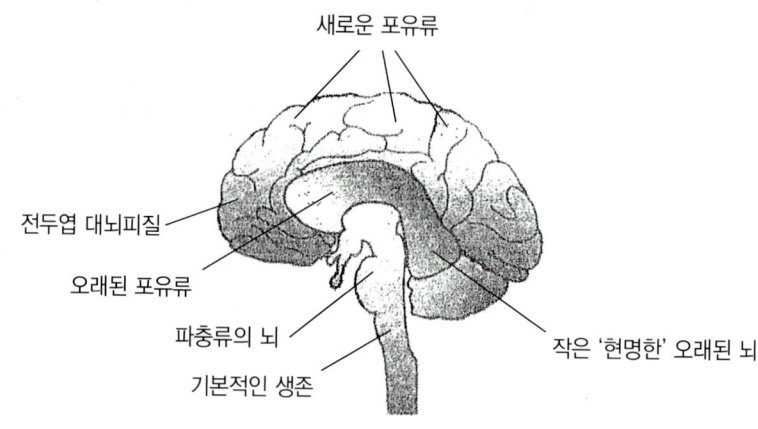

모든 새로운 발전은 높은 단계에서 기능하도록 우리에게 몇 가지 더 많은 가능성을 제공한다.

모든 이러한 기본적 시스템은 임신 중 혹은 언젠가 임신하는 동안에 발전하기 시작할 것이며, 그들의 중립적 위치로서 첫 번째 스트레스의 수준(정도)을 고려할 것이다.

아이에게 너무 큰 압박을 가하면 엄청난 행동장애를 경험할 수 있다. 다시 말해서, 뇌의 층에는 두려움도 있고 꿈도 있다. 뇌의 층마다 달란트가 정해져 있을 것이다. 하지만 행동장애를 경험한 아이들의 경우에는 이런 기능들이 제약받기 때문에 두려움을 모를 수도 있고 꿈을 지니지 못할 수도 있다.

애초에 뇌에 잠재되어 있던 두려움이나 꿈과 같은 것들이 어떤 층에 있는지도 모르게 된다. 항상 거기에 존재했던 것들임에도 큰 압박이란 단순한 행동 하나 때문에 엄청난 장애를 유발하게 되는 것이다. 두개천골요법은 이런 문제에 있어서 어떤 의료적 방법보다 좋은 해결책을 제시할 수가 있는 것이다.

만약 감정적으로 긴밀한 유대감이 (포유류 뇌에서) 형성되지 않는다면, 당신은 더는 발전하지 못하고 중단될 것이다. 따라서 당신은 항상 이런 긴밀한 유대를 찾으려고 노력할 것이지만 동시에 당신은 어떻게 해야 긴밀하게 유대할 수 있는지 그 연결 방법을 모를 것이다. 이것은, 예를 들어, 모든 여성에게서 자신의 어머니를 찾는 남성(혹은 여성)의 경우다.

만약 건축에 대한 기초 지식도 없이 집을 짓는다면 비뚤어진 벽돌 위에 지붕을 올리려고 할 것이다. 우리는 종종 이런 시도를 통해 우리가 종종 어떤 고객에게 그들 삶의 균형을 찾도록 하는 것이 불가능함을 깨달을 것이다. 왜냐하면 자신들의 기본적 욕구 중의 하나가 충족되지 않았기 때문이다.

당신이 자궁 안에서 성장하고 있다고 상상하라. 그리고 당신은 폭탄들이 떨어지고 폭발하는 것을 느끼고 들을 수가 있으며 그것을 동반하는 스트레스 호르몬들이 당신의 일상 속 현실이 된다는 것을 상상하라. 자궁 안에서는 엄청난 일들이 일어날 수가 있으며 실제 일어나고 있다.

우리가 어른들뿐만 아니라 아이들 등을 치료하는 과정에서 우리는 자궁으로부터 일어나는 셀 수 없는 행동의 장애들을 본다. 그리고 다양한 장애들의 대부분을 바로 잡기 위해 여전히 치료할 수 있다는 점이 중요하다. 두개천골요법은 위에서 발생한 문제들을 바로 잡는 데 가장 필요한 요법이다.

우리의 최신 업적과 미래에 대한 희망

앞서 언급한 세 가지 두뇌의 상단에, 가장 오래된 것으로서 뇌와 같은 휠(톱니바퀴 모양)과 함께 필터가 앉아 있다. 시상인 이 필터는 무엇이 우리의 의식 안으로 침투할 수 있는지 스스로 결정한다. 심리적 이슈뿐만 아니라 물리적 충격을 포함하여, 그것은 당신이 처리할 준비가 되지 않은 것을 알고 있다면 당신의 의식 속에 있는 문제들을 허용하지 않을 것이다. 즉 우리의 의식 너머에서 본능적으로 먼저 통제하게 된다.

전전두골(바로 접형골 위에)은 우리가 우리 자신을 의식하게 되는 위치에 있다. 그것은 우리가 마지막으로 개발할 수 있는 곳이다. 전전두골은 미래에 사용하기 위해 시나리오를 창조하고 미래 안으로 들어가는 우리의 창과 같다. 우리는 어떻게 미래에 영향을 미칠 수 있는가. 신경에서 일어나는 문제를 우리는 두개천골요법을 통해 멈출 수 있도록 할 수 있다. 때문에 전전두골은 우리 에너지의 대부분을 사용하는 곳이기도 하다.

조세프 칠톤 페어르스[*]는 이것을 위해 또 다른 뇌를 연결한다. 변환 뇌, 심장(뇌와 같은) 등을 위해서 말이다. 우리 심장 조직의 60퍼센트는 신경 단위(뉴런)로 구성되어 있는데 그것은 뇌와 연결되어 있다. 또한 전전두골과도 연결되어 있다. 그 이유는 심장이 뇌의 작업에 영향을 미치고, 따라서 뇌 에너지에 큰 영향을 미치기 때문이다.

심장은 그러한 모든 에너지로 무슨 일을 하는가? 우리는 지금까지의 생각을 바꾸어야 한다. 우리가 지금까지 생각해 왔던 것과 다른 완전히 새로운 방식으로 이해해야 한다. 심장의 에너지는 자비롭게도 외부 세계와 연결하기 위한 능력을 갖추고 있다.

심장에 대한 생각과 우리 뇌의 다른 적층(부위)에 대한 생각 역시 변화해야 한다. 우리 뇌의 적층은 '트리플 히터'의 중국 개념과 완벽하게 맞는다. 그것은 또한 우리 에너지의 지형학(해부학)을 설명한다. 트리플 히터의 첫 번째 수준(레벨)은 배꼽 아래 바로 그 지점이며, 하라(hara), 그것은 우리가 태어나 있는 그 에너지를 포함하고 있다. 이 에너지는 이 몸에 연결되어 우리의 영혼을 지키고 그것의 형태를 불러일으킨다.

---

[*] 조세프 칠톤 페어르스, 초월의 생물학 :『인간 정신의 청사진』(로체스터, 파크 스트릿 출판사, 2002)

두 번째 위치는 우리의 골반 격막 아래에 바로 앉아 있다. 다시 말해 여기에는 음식을 소화하고 우리의 일상에 에너지를 제공하는 모든 장기가 자리하고 있다. 그것은 확실히 우리를 살아 있게 하고 우리의 형태를 유지하게 한다.

트리플 히터의 세 번째 부분은 심장이다. 심장은 몸을 이해하고 사용할 수 있는 방식으로 이러한 모든 에너지를 전환시킨다. 그리고 외부 세계와 그런 커뮤니케이션을 진행할 수 있는 역할을 하는 것이다. 그것은 또한 부분이 전체에 다시 연결될 수 있도록 가능성을 우리에게 제공하는 것이다.

심장은 신체와 정신, 둘의 에너지를 위해 연결하는 요소다. 이것은 놀랍고 우리에게 우리 삶의 경로를 보여준다. 우리의 심장은 육체적 연결 요소이며, 지구상에서 일어나는 마음의 폭정을 진정시키기에 충분한 힘을 지니고 있다. 심장을 통한 커뮤니케이션은 마음이 휴식을 할 수 있는 시간을 주고 그래서 그것은 새로운 아이디어와 함께 신선하게 될 수도 있고 필요할 때 새로운 가능성과 더불어 활동적으로 될 수도 있다.

SERIES 2 _ 남자 아이

이 세션은 그것이 이루어지는 것을 보여주고 있다. 어떤 정해진 프로토콜(의례 혹은 절차)은 없다. 나는 다만 몸이 내게 요구하는 것을 따라갈 뿐이다. 이 두 곳이 나로 하여금 접촉하도록 요청하고 있다.

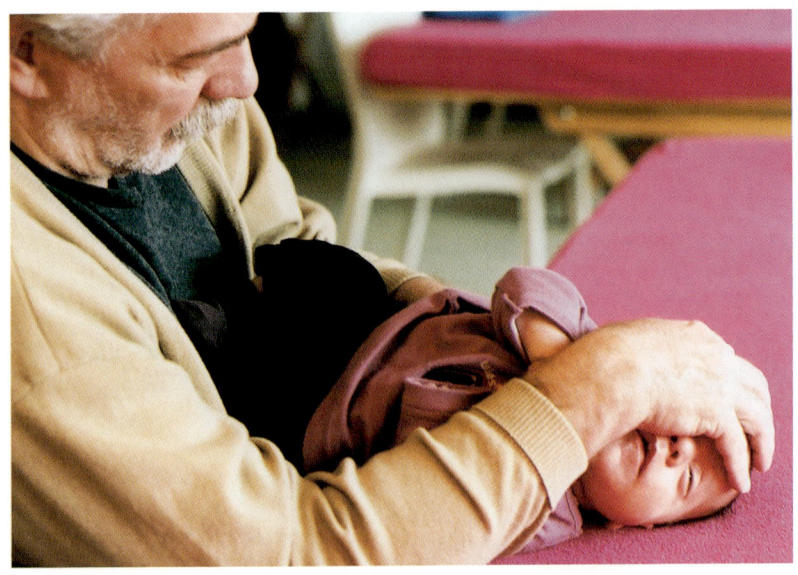

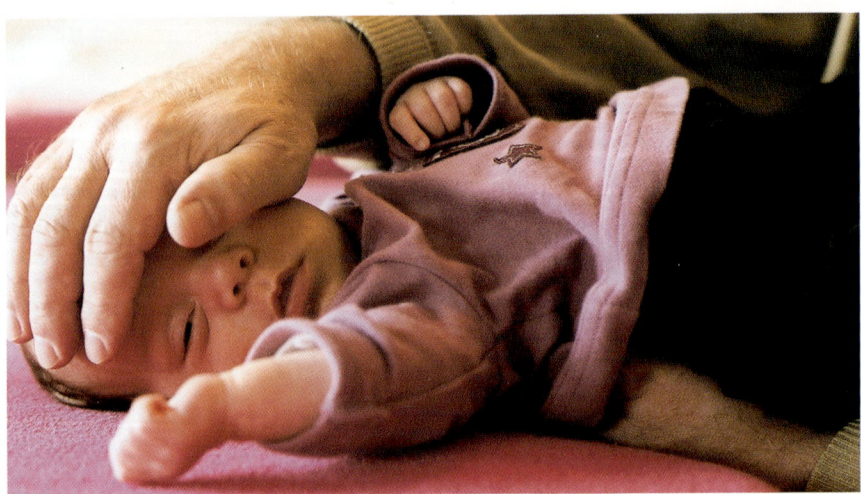

작은 몸은 내게 전면의 머리가 붙어 있음(곤경에 처함)을 분명히 보여준다. 정확히 내 손이 있는 뒷면에서 나는 척추가 서로의 상단에 붙어 있는 것을 느낄 수 있다.

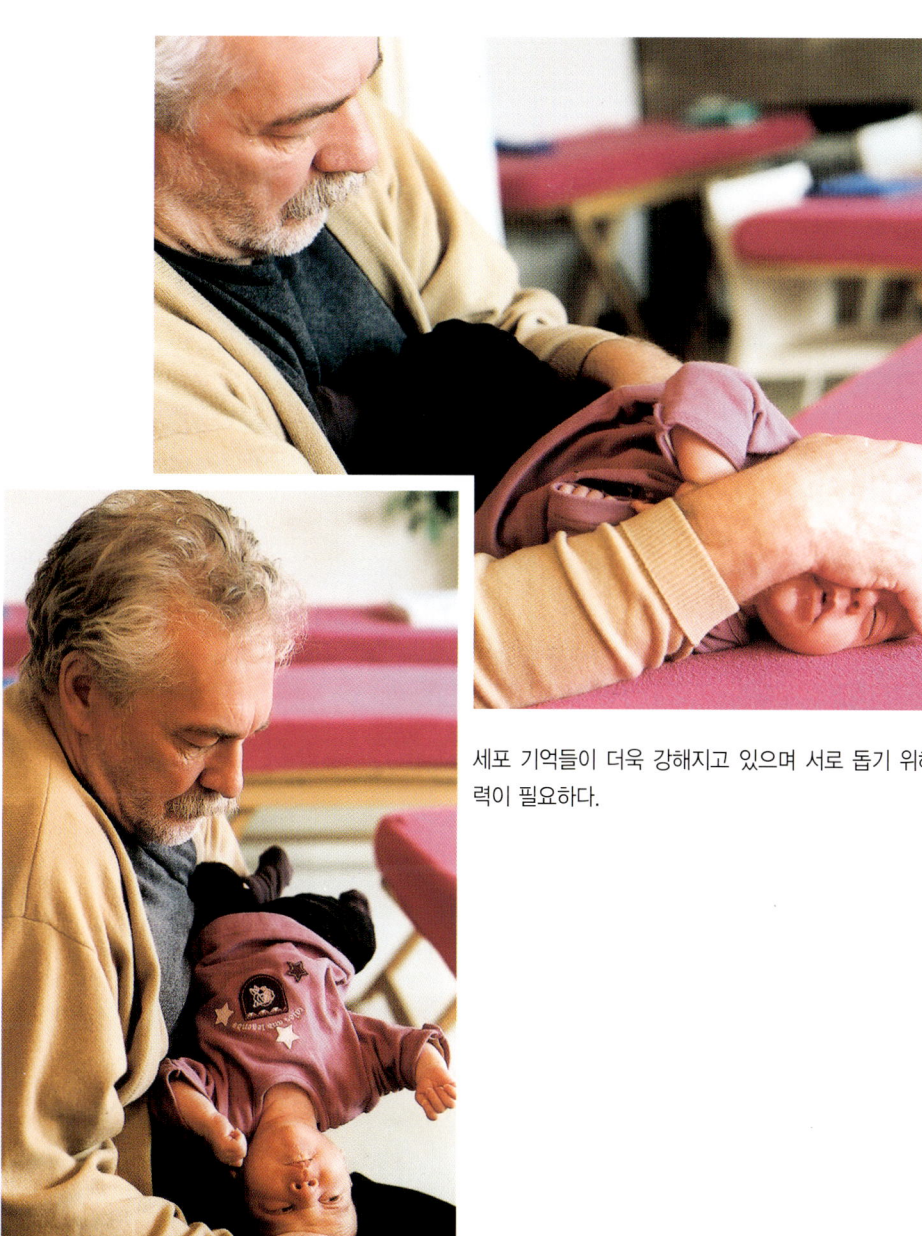

세포 기억들이 더욱 강해지고 있으며 서로 돕기 위해서는 중력이 필요하다.

테이블에서 떨어져, 몸에서 몸까지 산도의 느낌은 아주 가깝다.

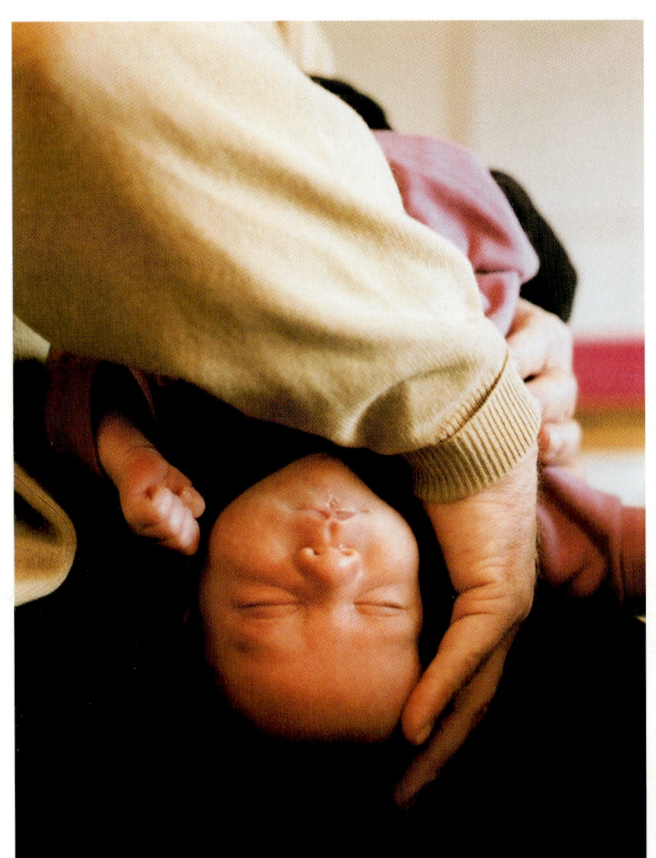

이것은 약간의 휴식을 취할 수 있는 아주 좋은 순간이다.

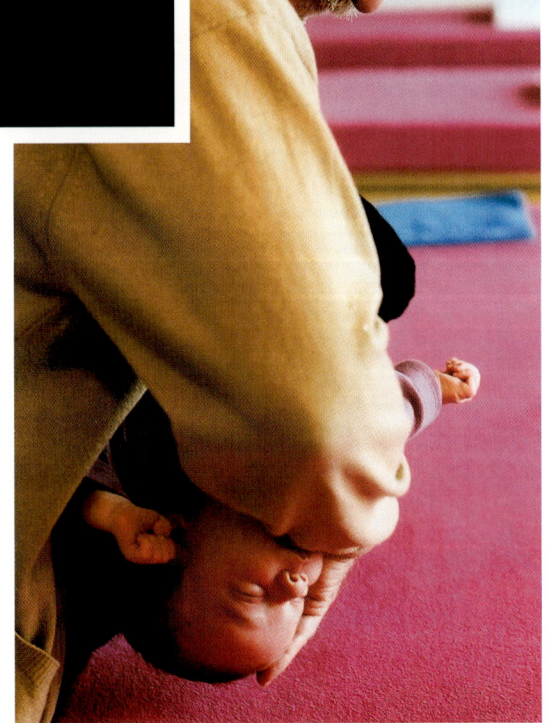

여기에서 우리는 다시 실행한다. 그것은 마치 치골을 통과하는 것처럼 머리는 부드럽게 내 손을 활공(미끄러짐)한다.

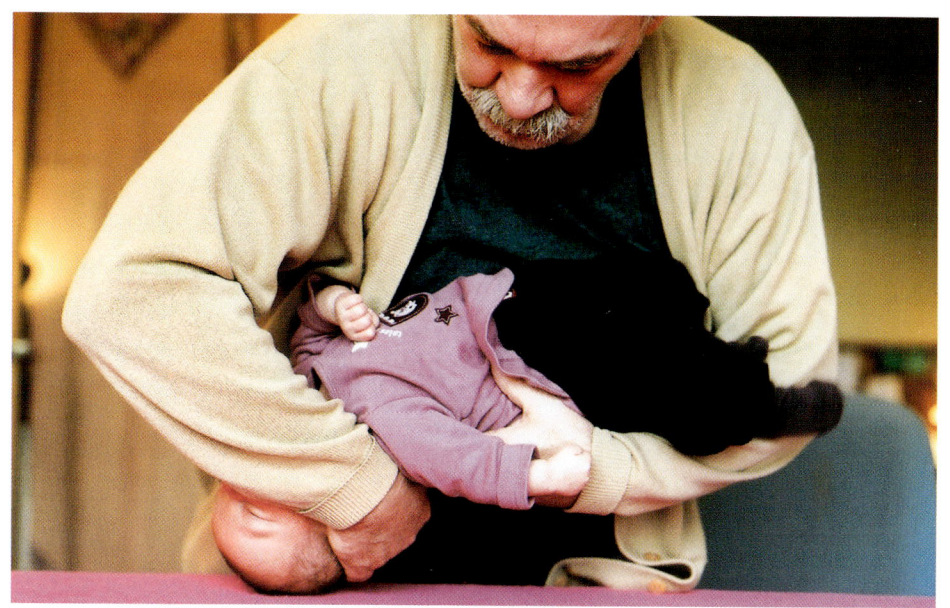

내 손이 접촉하고 있는 머리는 더 가벼워지고 배꼽 쪽으로 흐름이 열린다.

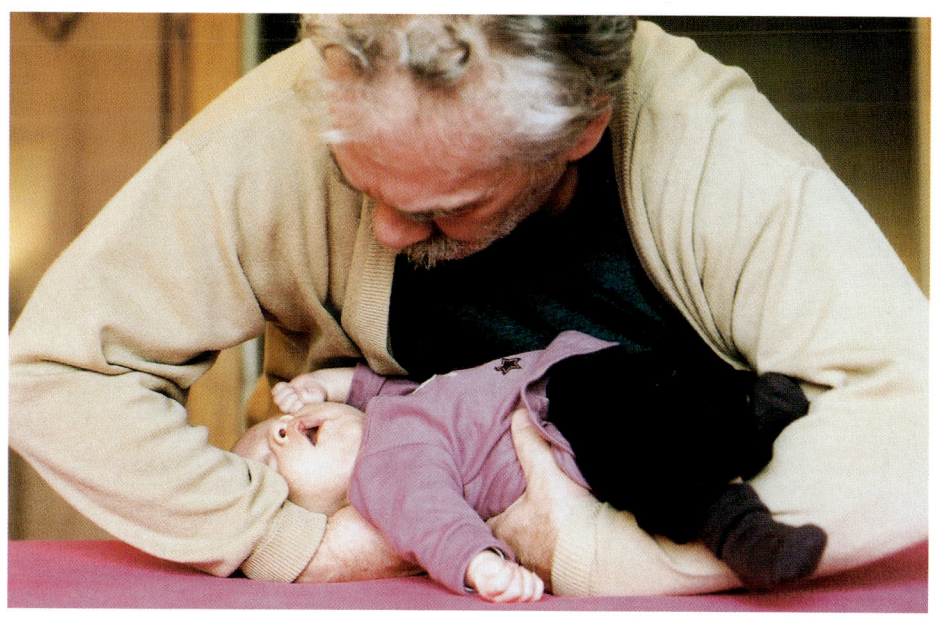

나는 아틀라스와 후두부와 독립적으로 비는 유농체의 흐름을 모니터링하고 있다. 그리고 나는 천골을 향한 그 움직임을 인식하고 있다. 다시 말해 그것은 고요함과 명료함을 가져다주는 흐름이다.

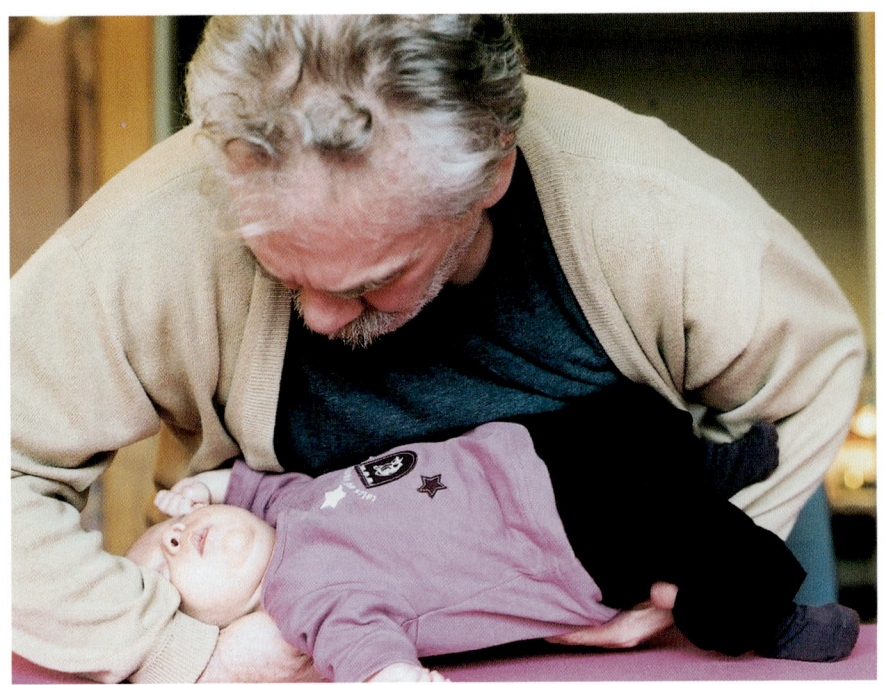

해결책 : 공간... 머리는 가볍게 한다.

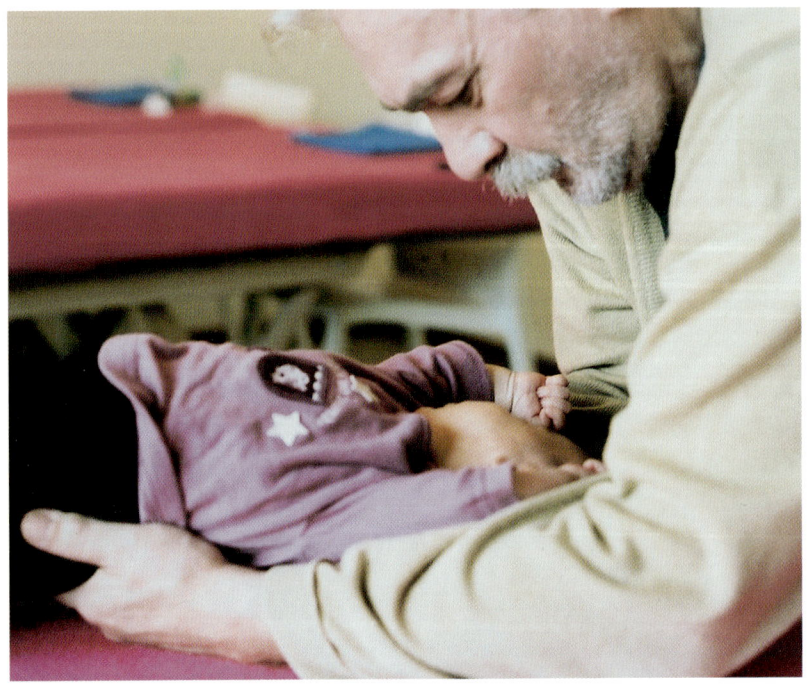

결과 : 진동 혹은 움직임의 스틸 포인트에서 몸을 전부 맡겨라.

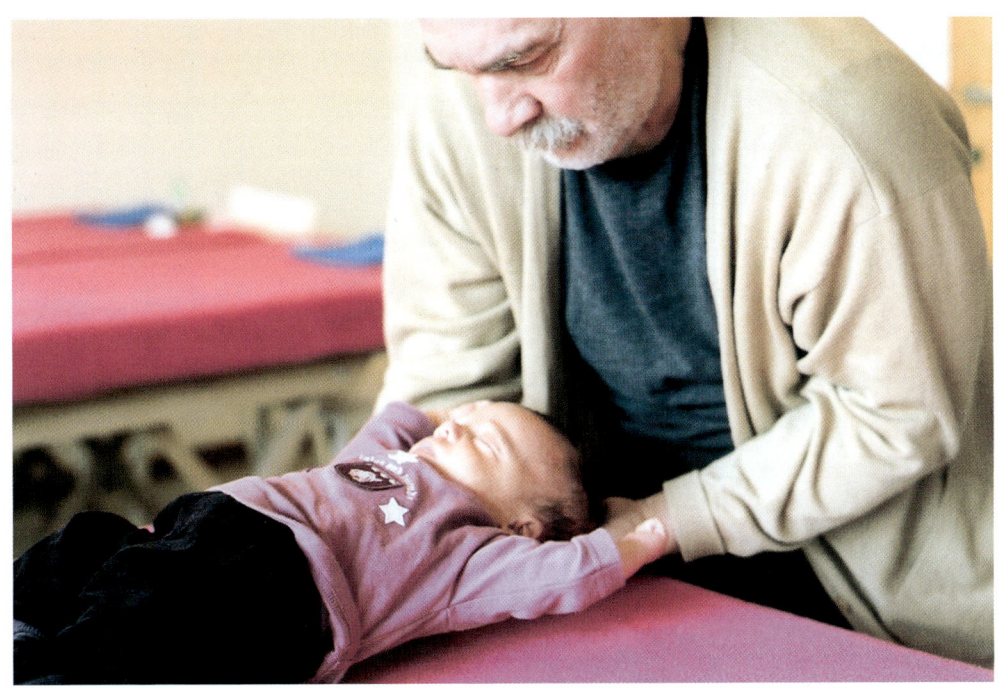

후두의 부분들의 풀림, 우리는 여전히 고요함 속에 있으며 EV4는 분명히 밝혀지고 있다.

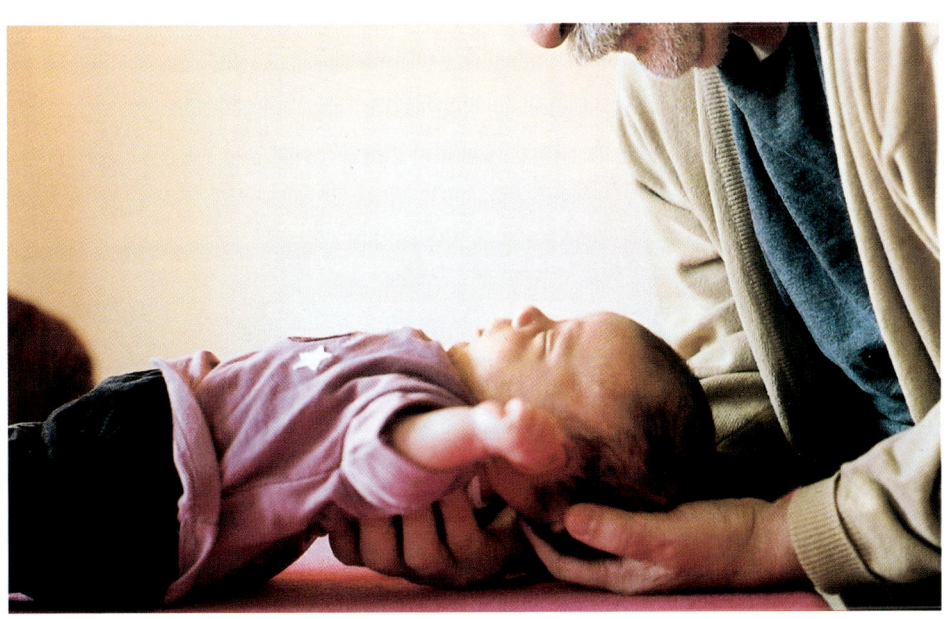

나의 손가락으로부터 약간의 도움을 받아 새성렬이 되고 있다.

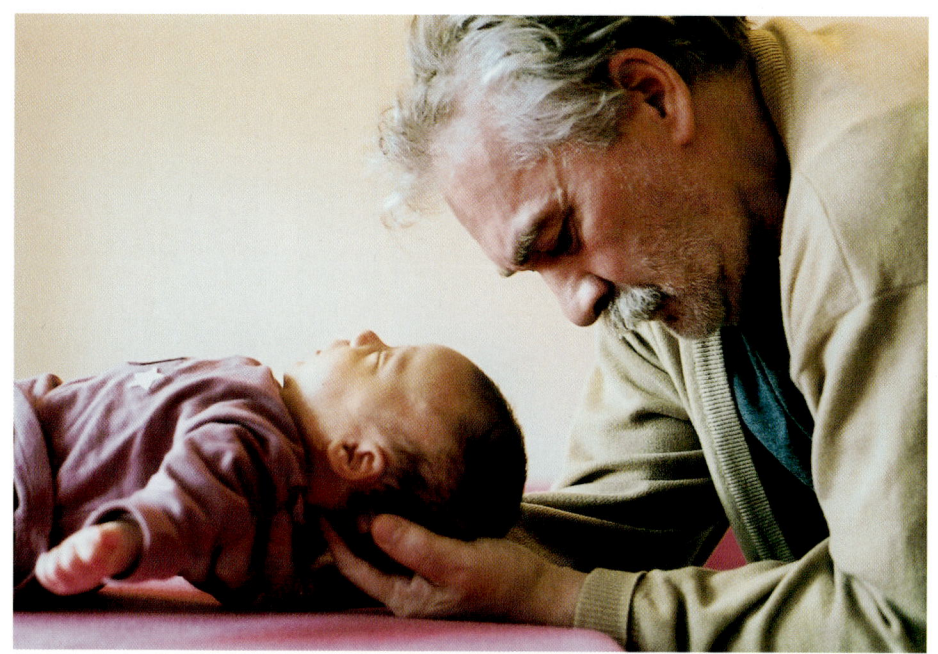

내가 승모근을 릴리즈하는 동안 골두(과 혹은 관절구)의 확산

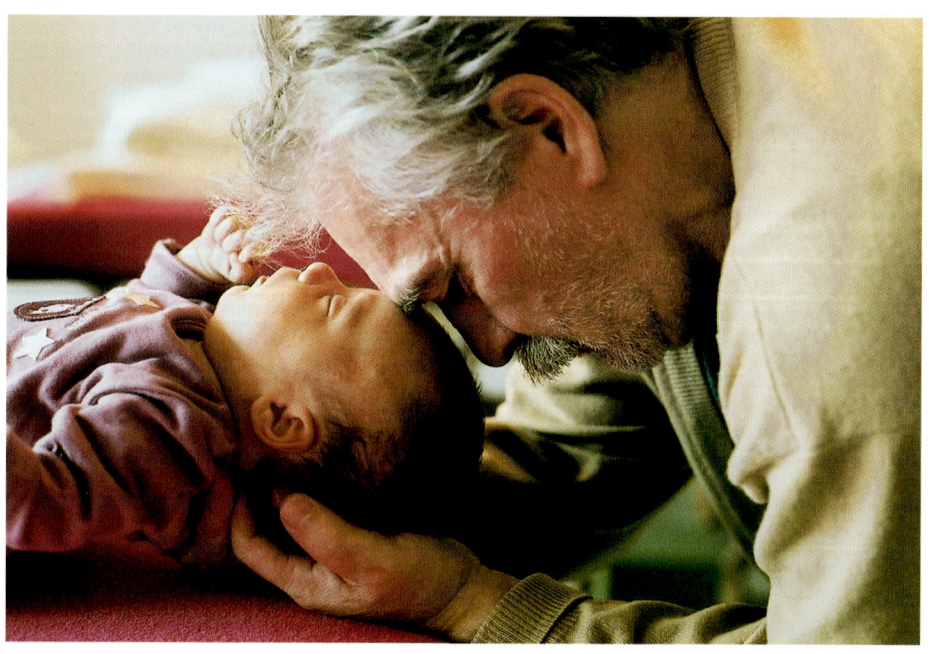

공감

머리는 나에게 경추 2번과 경추 3번을 함께 연결하는 측두골의 바닥 주위에 압력을 보여주기 위해 약간 변한다.

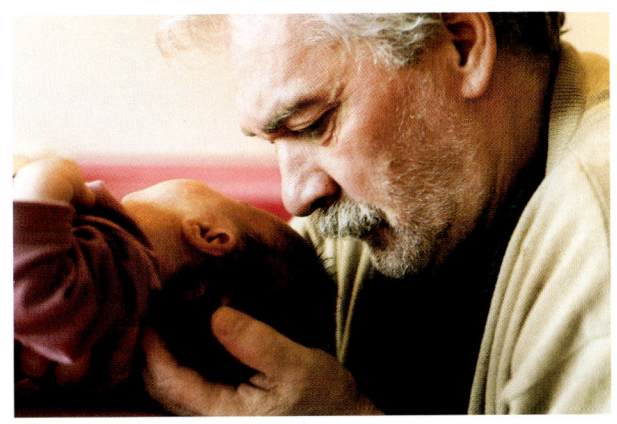

후두부가 길어지고 제3뇌실의 터빈이 가벼워진다.

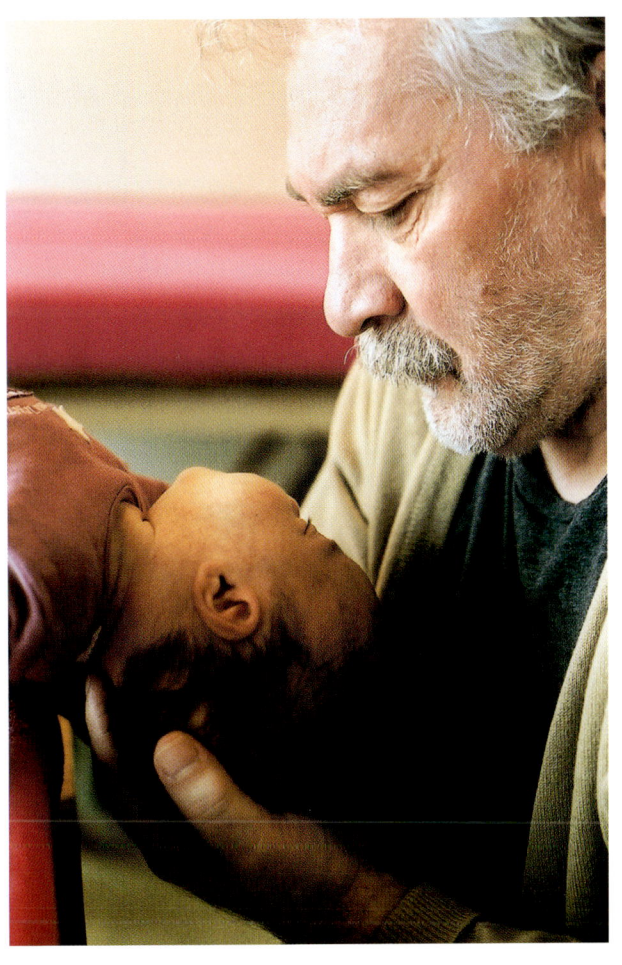

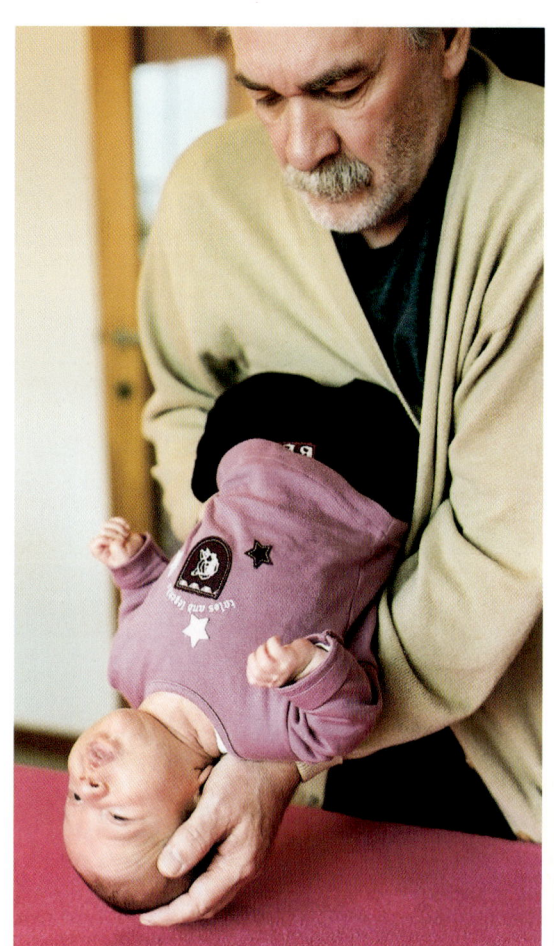

모든 아기는 처음부터 부처다. 고유한 존재가
나타난다.

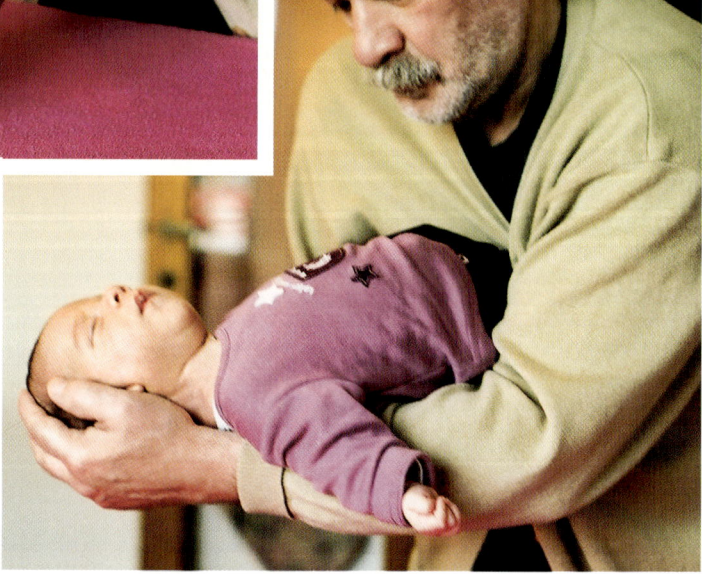

바로(약간) 또 다른 스트레칭.

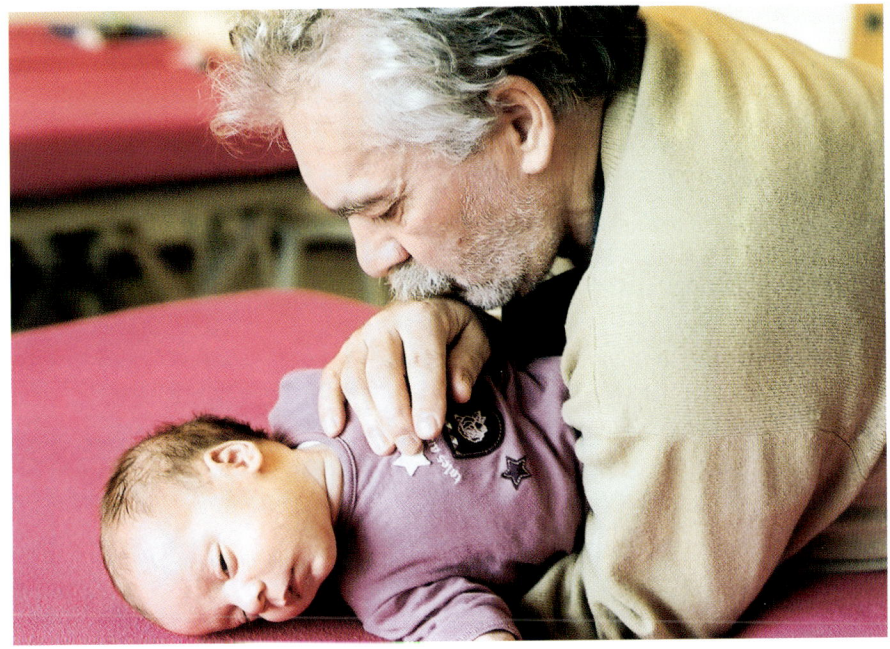

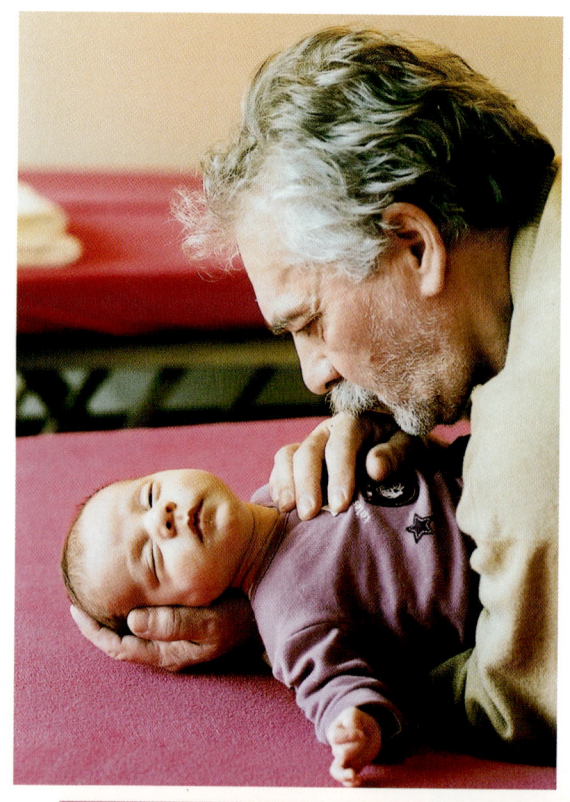

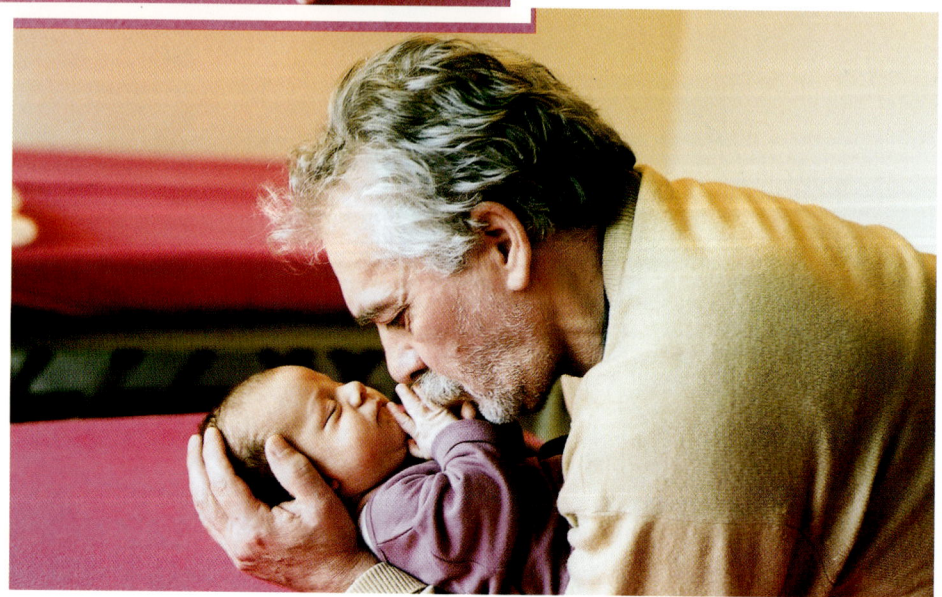

사랑의 치유

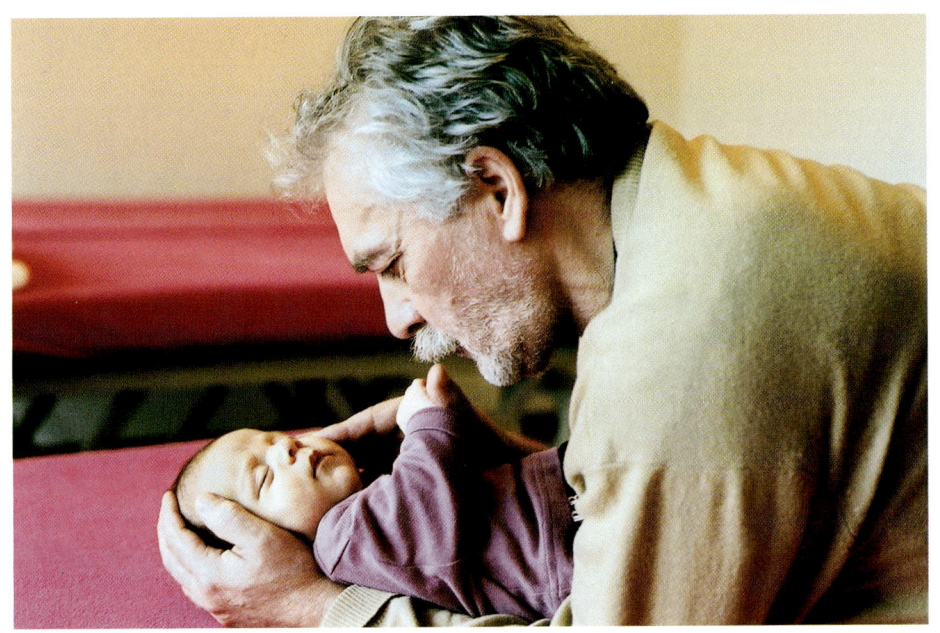

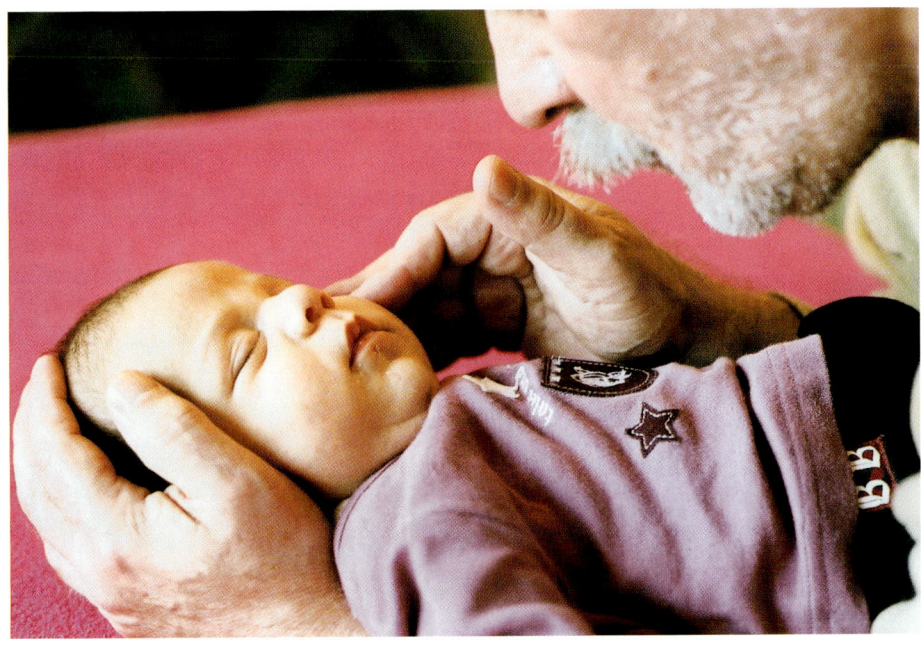

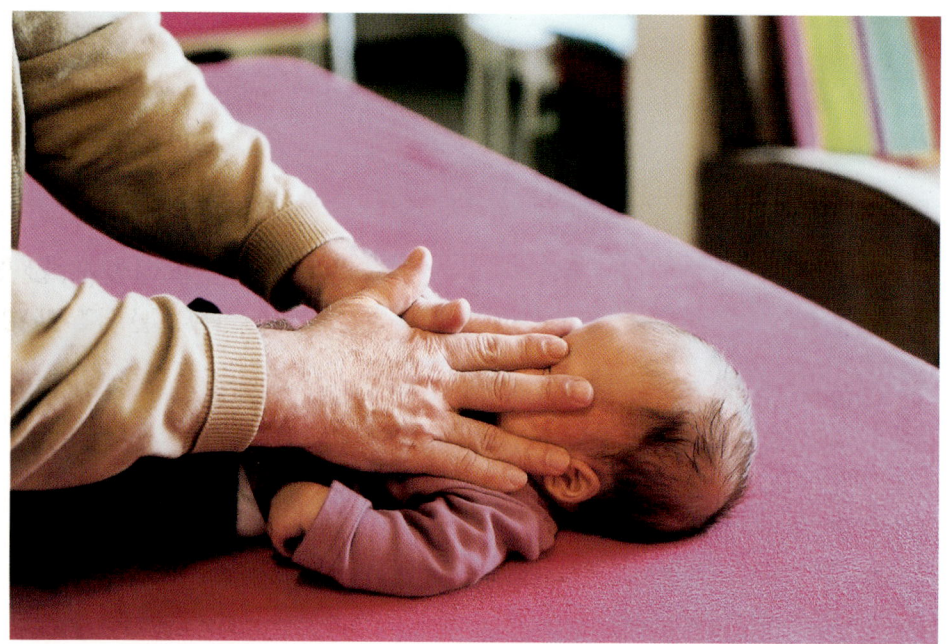

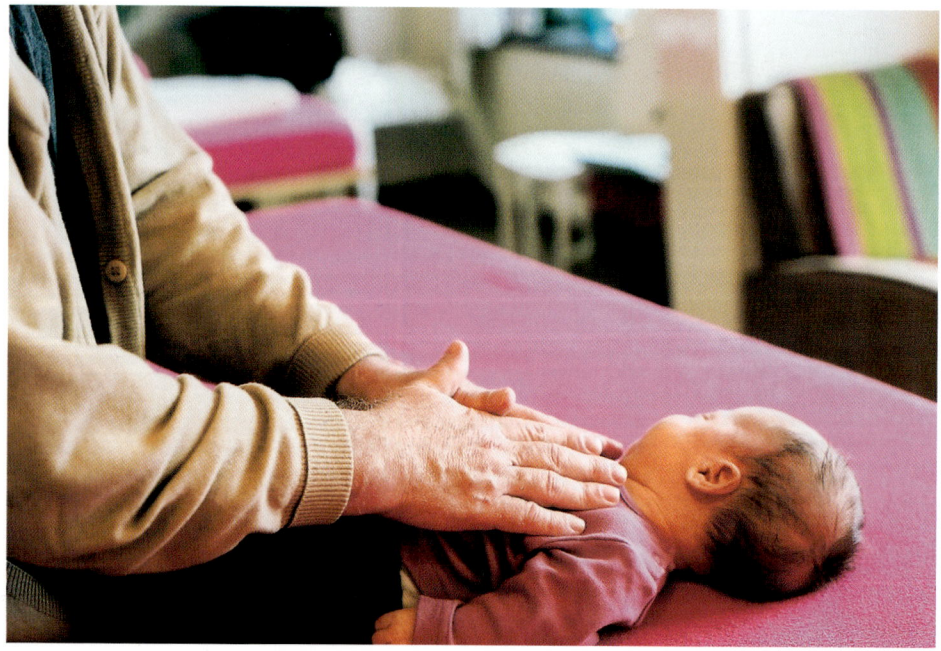

"들어라, 남자 아이, 중력이 어떻게 작용하는지 내게 보여달라."

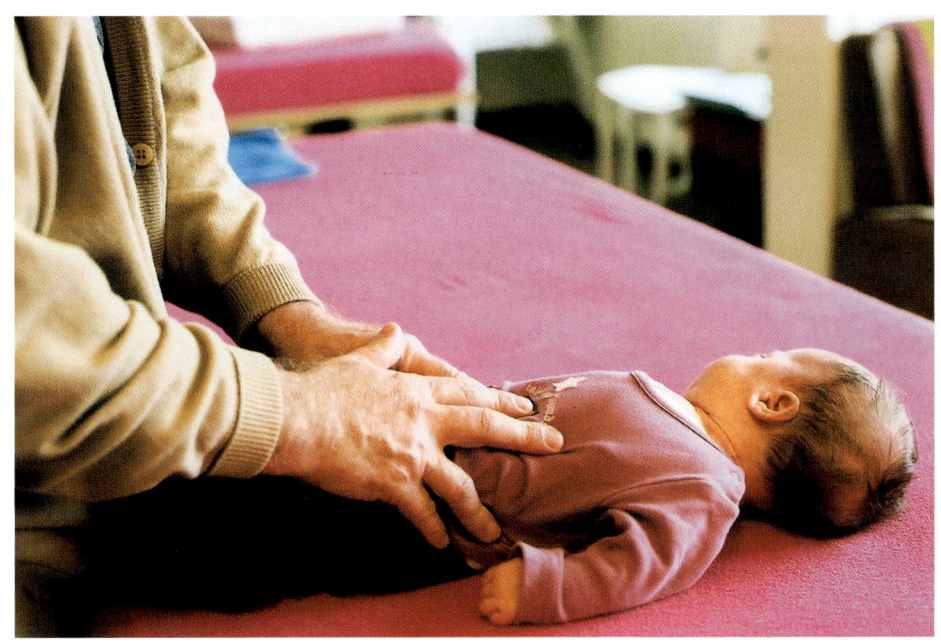

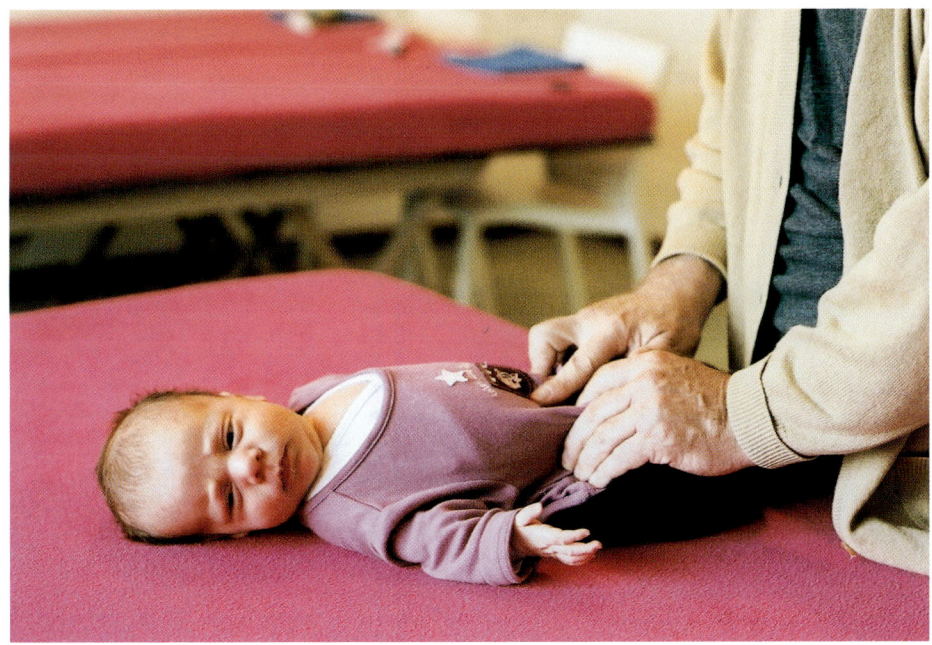

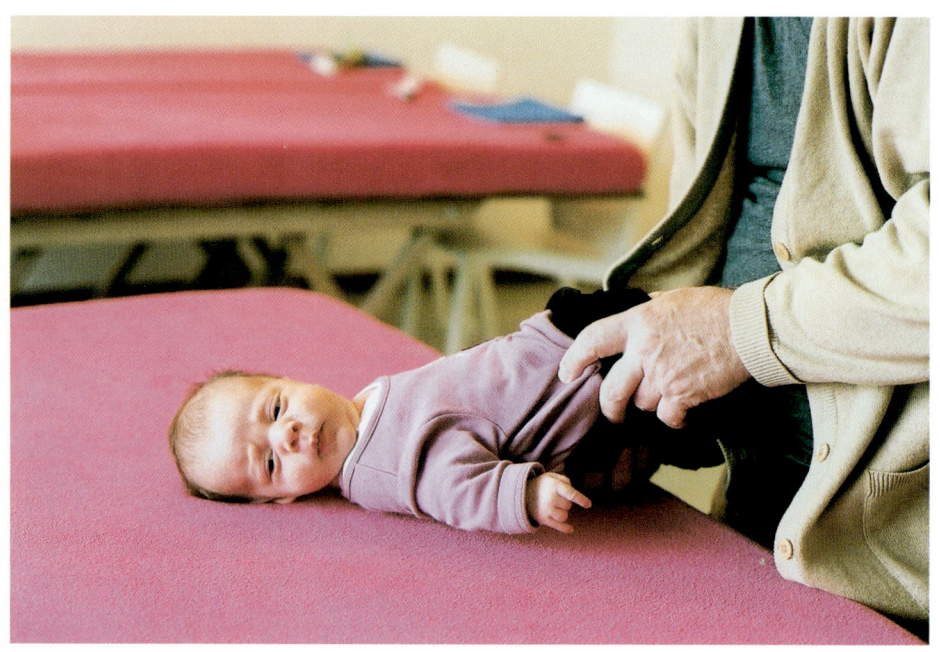

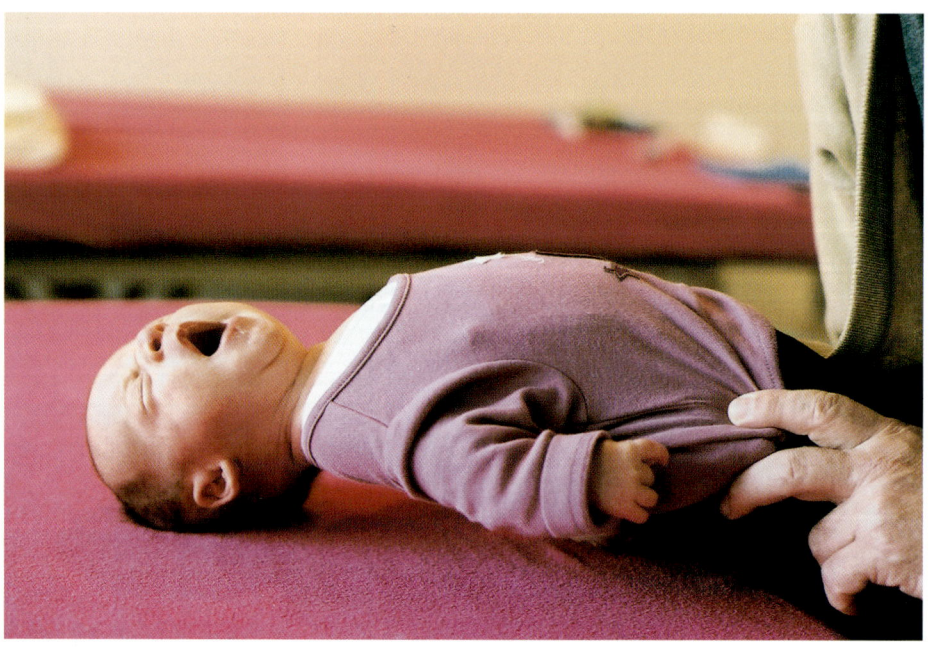

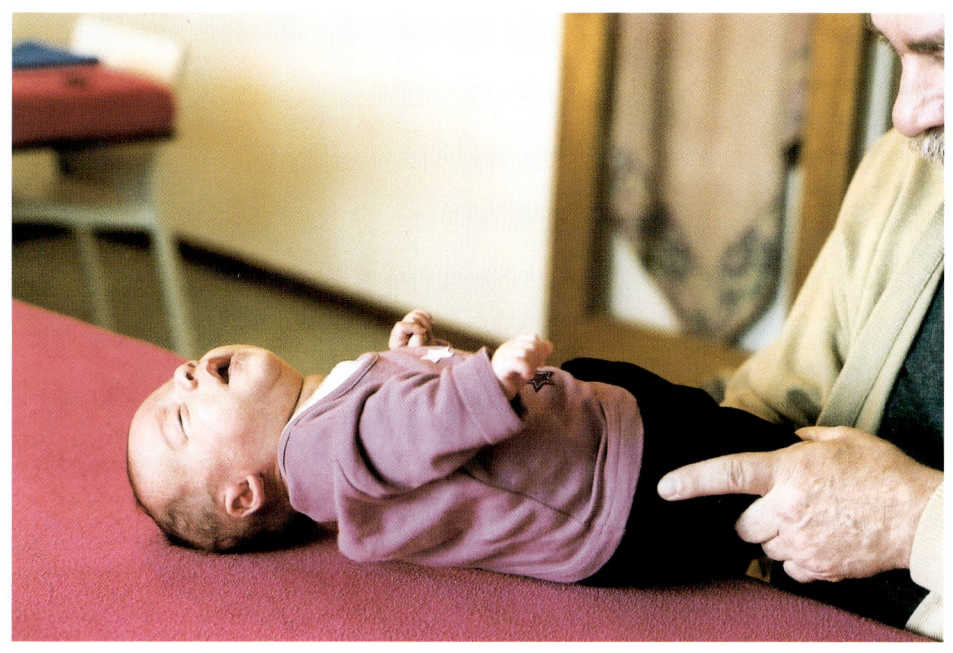

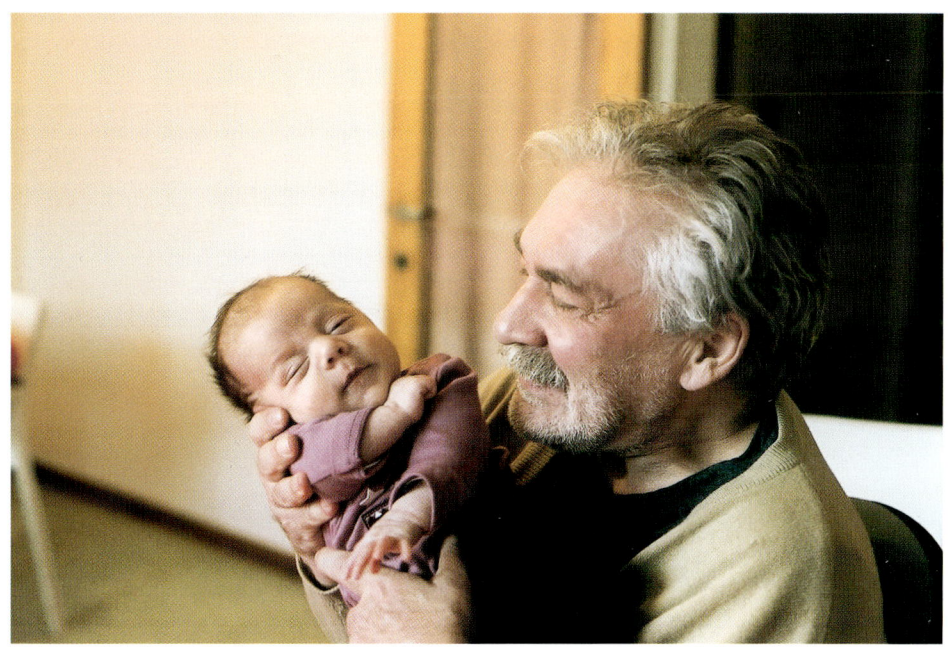

우리는 서로 감사하다.

CHAPTER 4 _ 사랑의 칵테일과 호르몬 자궁의 창조에 관하여

출산을 할 때에는 모든 것이 존재하지만 다만 가장 간단한 메커니즘들이 작동하고 있기 때문에 몸에서 몇 가지만 사용될 수 있다. 우리는 어머니와 아기를 서로 연결하려는 시나리오를 완성하기 위해 수백만 년을 기다려 왔다. 그리고 옥시토신(자궁수축 호르몬, 진통촉진제) 같은 사랑 호르몬의 생산이 중요한 역할을 할 것임을 알고 있다.

아이를 출산하는 동안, 어머니의 몸은 또한 대부분의 고통을 완화시키기 위해 거대한 양의 엔돌핀을 생산한다. 그리고 이러한 엔돌핀들은 잠시 신체 내에서도 순환할 것이다. 두 호르몬의 결합은 강력한 러브 칵테일을 만든다. 그런데 어떤 여성들은 이것을 충분히 얻을 수가 없다.

어머니와 아이 사이에 맺어지는 이러한 화학적 유대관계는 생존을 위한 우리의 근원적 소원을 충족시킬 것이다. 어머니가 다른 일을 할 수 없을 정도로 아이에 대해 사랑을 느끼는 것은 아이들이 보증한다. 다시 말해 바라든 바라지 않든 부인은 어머니로 변한다는 사실이다. 따라서 강력한 모성애를 통해 아이를 위해 헌신하게 된다.

그럼에도 불구하고 우리는, 우리의 최고 지혜를 통해 정말로 이 어려운 근원적 유대관계를 가능하도록 만들기 위해 최선을 다할 것이다. 몸무게, 안약 등등 전체 패키지 검사를 위해 출산 이후 바로 아이를 멀리 떨어지게 하는 것보다 더 쉬운 것은 아무 것도 없다. (그것은 나중에 이루어질 수 없다.) 그래서 매우 중요한 이 호르몬은 엄밀히 말해 명백하게 백 퍼센트 완전할 수는 없는 것이며 자신의 일을 완벽하게, 자연스럽게 하도록 그저 최선을 다할 뿐이다.

이 단계에서 어머니와 아이에게 호르몬의 영향을 받은 자궁의 새로운 창조가 필요하다. 이런 과정 중에 받게 되는 간섭 즉 아이를 낳는 데 참여한 모든 기술 전문가에 의한 간섭은 자연적인 과정으로서 장애와 간섭의 원인이 될 수 있는 것이다.

전문가들에 의한 간섭은 심지어 부인이 어머니로 돌아갈 기회를 얻지 못하게 할 수도 있다. 이것은 산후 우울증의 원인이 될 수도 있다. 병원에 의해 만들어진 출산 의례(시스템, 프로토콜)는 이러한 필요한 유대를 고려하지 않는다. 그리고 인류의 자연스런 진화가 그 기반(기초 지식)을 잃을 수 있는 것이 바로 여기에 있다. 결국 전문가들의 간섭이란 결코 유용하지 않다는 말이다.

모든 즐거움의 이유 : 이 호르몬 자궁은 어머니와 아이를 외부로부터 묶을 줄이다. 어머니와 아이 사이에 이러한 유대 과정, 이 '허니문'은 12개월에서 16개월까지 지속될 것이다.

출산, 결코 당신 혼자 하지 않는다!

어머니와 아이 사이의 감정적인 결합(유대)은 적당한 호르몬을 생산하기 위해 둘 다 기회를 얻을 경우 완성될 수 있다. 그런 다음에라야 아이뿐만 아니라 어머니가 태어난 것이라고 말할 수 있다. 출산에 관여하는 전문가들이 방해만 하지 않는다면 말이다. 가장 큰 문제는 출산에 관여하는 전문가들이라는 점이다.

아기에게 일어날 수 있는 문제들은 출산 과정에서 발생한다. 우리는 산모가 출산할 때 우리 스스로 사실상 압력을 제공한다. 이런 출산 과정을 산모와 아이는 필요악처럼 겪게 되어 있는 것이다. 이렇듯 출산할 때 매우 고통스럽고 심신을 지치게 하는 과정을 겪은 이후에 아이가 우리 어머니의 배 밖으로 나오게 되는데 이때 아이의 새로운 몸은 완전히 일어서기 위해 힘을 갖추어야 한다. 그렇게 함으로써 자신이 최대한으로 기능할 수 있도록 필요한 공간을 확보하는 것이다.

두개골에 대한 이러한 완전한 압착은 물론 약간 위협적이지만 지켜야 하는 분만의 상식을 우리가 완전히 잊어버리고 있다는 것을 말해준다. 즉 그것은 포유류가 수백만 년 동안 고수해온 방식이다. 인류는 태어날 때 누구나 두개골에 대한 압박을 받았다. 따라서 인류로서 우리가 가장 진보한 종류라는 것은 항상 축복은 아니다. 마지막 세기에 특별히 우리는 앉아 지내는 생활을 리더하고 있다. 그리고 그 결과로서 우리의 몸은 자연적인 유용성과 힘을 잃었다. 편안한 인간의 생활이 최상이 아니기 때문이다.

이러한 삶의 진보적 방식은 인류가 출산 과정에서 도움이 필요한, 지구상의 유일한 종임을 확실하게 한다. 그러나 걱정하지 마라. 한 지적인 종으로서 우리는 여기에 대처하는 방법을 배웠다. 그리고 그것은 우리 테라피스트들에게 어떤 거대한 공간의 제공을 도울 수 있는 좋은 기회를 주는 것이다.

나를 믿어라. 눈으로 새로운 영혼을 보는 것보다 더 만족스러운 것은 없다. 물리적 장애로부터 자유로운(해방된) 것보다 더 만족스러운 것은 없다. 또한 그것이 필요하도록 우리는 공간을 제공할 것이다.

산과(産科) 계급에 의해 모호한 출산 의식이 자행되었다. 이것은 출산에 대한 절도 행위다. 출산할 때에 겹치는 바쁜 스케줄도 종종 문제가 된다. 또한 모유를 대신하는 아기 유동식 등도 산모와 아이의 공감을 방해하는 메커니즘이다. 이런 메커니즘을 통해 전체 나라(미국과 많은 다른 나라들)들에 압력을 가했다.

조세프 칠톤 페어르쓰에 따르면, 한때 미국에서는 전체 아기의 97%가 우유로 양육되었다. 이것은 다른 말로 하면 모든 사람이 다 그렇다는 것이다. 그런데 강조하고자 하는 것은 모유 양육은 포유류의 뇌를 활성화하는 데 핵심이라는 점이다.

활성화된 포유류의 뇌는 우리의 전두엽 대뇌피질(인간의 뇌)이 감정적인 기저로 확고히 발전할 수 있도록 만든다. 이 자연스런 창의적 도구를 통해 자유롭게 그리고 열린 방식으로 새로운 세계를 들여다 볼 수 있다. 당신이 아주 일찍 아기의 최초 순수한 마음 안에 새로운 세상이 있다고 생각하는 자신의 아이디어를 집어넣어 보라. 그렇게 하면 물론 자유로움을 잃을 수도 있을 것이다. 하지만 이것은 반드시 필요한 과정이다. 아이의 영혼에 새로운 세상이 있다는 당신의 아이디어에는 충분한 설득력이 있다.

태어나는 영혼들, 즉 아이들로부터 창의성을 멈추게 하는 행위는 종교 교육이다. 이런 맹목적인 종교 교육은 자기반성의 능력도 사라지게 한다. 종교 교육이 정확히 그것을 한다. 그것은 당신의 차고에 누군가 다른 사람의 차를 넣는 것과 같다.

만약 당신의 차고에 있는 다른 사람의 차가 당신의 차라는 얘기를 당신이 계속해서 듣는다면 당신은 정말 그것을 믿을 것이다. 완전히 활성화되지 않은 포유류 뇌의 안에서 당신이 이러한 일을 한다면 어떠한 일이 발생할까? 아마 세계가 오늘날 안고 있는 문제점들을 당신이 스스로 인식해서 아이에게 마치 종교 교육을 하는 것처럼 주입하려고 들 것이다. 이것은 결코 바람직한 현상이 아니다.

즉 민주주의와 지하드(성전)에 대한 십자군, 인체 면역 결핍 바이러스 혹은 에이즈 바이러스의 얼굴, 콘돔은 신의 뜻이 아니다와 같은 것들을 주입하려고 할 것이다. 그것은 진실과 선전(기만) 간의 차이를 어떤 사람이 해독할 수 있는 것과는 다르다. 진실과 기만 사이를 해독하는 것과 강제적으로 종교 교육이란 이름으로 주입하는 것과 같지 않다.

이런 행동은 국가의 안위와 질서를 위해 전쟁을 선택하는 것이 유일한 방법이란 것을 보여주는 것과 같다. 우리들의 행동이 이렇다면 종교 교육과 같은 방식이 아이 즉 새로 태어난 영혼을 위해 선택할 수 있는 유일한 경로처럼 보일 것이다.

치료

완전히 활성화되지 않은 포유류의 뇌와 이렇게 활성화된 자율신경의 시스템(파충류와 벌레〔蟲〕 같은 두 종류의 뇌)을 위한 치료의 원칙은 설명하기가 매우 간단하다. 그 인간의 모습을 가진 혹은 육체를 가진 (영혼) 에너지 그리고 인간의 형태로 자신을 표현하려고 하는 에너지는 몸 바깥쪽의 중심에서 그렇게 하려고 한다. 인간 몸의 가운데를 흐르고 있는 이러한 에너지는 또한 두개천골 용액이 순환하고 있는 곳이다 (또한 뇌 척수액이라 불리는).

두개천골 용액은 이러한 에너지의 기본적 수혜자이고 그것은 순수하며 본질적으로 단일체다. 그렇기 때문에 그것은 항상 그 자체로 단일체의 기억을 수행할 것이다. 이러한 에너지가 하나의 형태 또는 문제로부터(공간의 제약에 의해) 자기 표현을 시작할 때 두개천골 용액은 자신의 최대 가능성에 도달하기 위해 바깥쪽으로 빛을 내며 드러나기 시작할 것이다.

자연적인 출산과 함께, 최초의 에너지가 최대한 자체적으로 표현될 수 있을 때 그것은 호르몬 작업(그리고 호르몬 자궁의 형성까지)과 함께 최종적으로 포유류의 뇌가 자연스런 결과가 될 때까지 하나의 모든 시스템에 의해 활성화될 것이다.

시스템이 완전히 활성화되지 않을 때 신체는 기본적인 공감이나 혹은 더 낮은 부교감 시스템에 만족해야 할 것이다. 그러므로 이러한 시스템들 중의 하나가 붙어 있다면 변화는 다만 내부 또는 중심으로부터 시작될 수 있다. 이러한 인식과 가능성을 통해 그 기본적 에너지는 모든 주위 장애물을 밀어서 제거할 것이다.

두개천골에는 자체적인 힘이 있다. 더불어 어떤 상황에서 변할 수 있으며 유동적으로 대처할 수 있다는 믿음 역시 강화되어야 한다. 유동성에 대한 기억은 더욱 강화될 것이다. 두개천골요법은 장애를 제거하려는 의도와 목적으로 강조되어야 한다.

두개천골 테크닉을 시도하면 리듬을 느끼게 되는데 이러한 리듬은 아주 깊은 울림이나 어떤 강력한 힘과 연결될 수 있다. 만약 아이의 두개골 혹은 신체에 문제가 있다면 이 요법을 통해 우리는 장애물들을 바깥으로 배출한다. 이렇게 해서 우리는 장애물들을 살며시 제거하는 것이다.

모든 장애물이 이러한 작은 힘을 통해 바깥으로 밀리게 될 것이다. 그리고 아이가 경험하고 있는 모든 좌절, 두려움, 분노와 모든 기본적 감정이 두개천골요법을 실시하는 도중에 재현될 필요가 있을 것이다. 그렇게 해야만 아기는 다시 기본적인 에너지의 정제(혹은 순화)를 허용할 수 있을 것이며 타고난 권리(생득권)를 주장할 수 있을 것이다. 그런 다음 다른 두뇌들은 활성화될 수 있다.

그런 다음에라야 아이는 경험이라는 이름을 사랑할 수 있을 것이다. 어떤 경험이든 좋은 감정으로 순화될 수 있을 것이다. 나쁜 경험을 뇌리에서 날려버리는 똑똑한 아이가 될 것이다. 이것은 요즘 우리가 인식하고 있는 외상 후 스트레스 문제와 깊게 관련되어 있다. 그래서 아이에게는 절대적으로 CST가 필요한 것이다.

● 아기가 내게 와서 편안함을 느끼자마자 나는 치료를 시작한다. 그리고 간혹 산모의 손에서 혹은 아기의 카시트 멕시코지에서 편안함을 느끼는 순간 치료를 시작하는 것이다. 세션이 시작되면 나는 이 새로운 생명 즉 아기와 눈의 접촉을 지속한다. 이것은 매우 중요하다. 즉 눈을 통해 전달된 에너지는 기존에 아이가 접촉하며 편안히 느낀 분위기를 느끼게 되는 것이다. 또한 눈으로 소통하는 순간이 탯줄이 연결된 듯 자연스러울 것이다.

● 굳이 허락을 요청하는 것이 항상 필요하지는 않다. 허락에는 굳이 물리적으로 하지 않더라도 자연스럽게 받아들이는 부분도 있다. 특히 큰 소리가 아닌 즉, 눈의 접촉, 매우 느린 움직임들과 소리들은 특별히 정중하게 허락을 요청하지 않더라도 그 허락이 자연스럽게 이루어지도록 만들 것이다.

● 당신이 말할 필요가 있다면, 그러면 느리게 그리고 아주 부드럽게 하라. 당신이 질문을 요청할 필요가 있다면 이렇게 느리게 하고 대답을 듣기 위해 기다려라 – 당신이 원하는 아이에 대한 대답은 어떤 식으로든 돌아올 것이다. 이 작은 몸은 아주 새로워서 당신에게 대답하기 위해 새로운 신경들을 창조해야만 할 것이다.

● 사람들이 무아지경의 관심으로 당신이 없는 것처럼 당신에 관해 이야기한다면 당신은 어떻게 느낄까? 당신이 아기와 함께 일을 할 때 즉 두개천골요법을 아이에게 실행할 때 그 어느 누구에게도 결코 말하지 않는다. 당신의 접촉과 관심이 이처럼 아기에게 하나로 모아져야 하는 것이다. 아이에게 모든 것을 집중해야 한다는 말이다.

● 당신이 스스로 해야만 하는 것은 아무 것도 없다. 즉 아기의 몸이 당신에게 무엇이 일어날 수 있으며 무엇이 일어나야만 하는지를 말해줄 것이다. 모든 아기는 하나의 잼마스터(일종의 진리를 터득한 스승)다. 그래서 우리 테라피스트는 그것의 존재를 즐길 수 있다.

●아이에게 어떤 문제가 발생할 때 방어할 수 있는 방어 메커니즘들 중의 하나가 중립 위치에 있지 않다면, 그러면 이것은 복원될 필요가 있다. 즉 아이한테 발생할 수 있는 문제는 항상 그것을 방어할 수 있는 상태로 유지되어야 한다. 만약 그렇지 않다면 그것은 종종 좌절감에 대해 자제력을 잃게 하며 좌절감을 동반한다. 사랑(통합=유대)이 거의 모든 교감신경과 부교감 신경의 문제를 해소할 것이다. 아이와의 접촉을 통해 유대감을 갖는 것이 바로 사랑이다.

●테라피스트가 치료를 하던 중에 아기에게 안전하지 않은 상황이 발생한다면 테라피스트 당신이 이동하기 전에 어머니가 참여할 필요가 있다. 즉 아기에게 비어(허전함) 있고 위협적인 것을 사랑(안전)으로 채울 필요가 있다. 아이 옆에 어머니가 함께한다면 아이는 어떤 상황에도 허전하지 않고 어떤 위협의 순간에도 극복할 수 있다.

●아기한테 무슨 일이 생기는 것을 원하지 않는다면, 또는 아기한테 무슨 일이 일어나고 있는지에 대한 의구심이 있다면, 어떤 경우에도 어머니를 테이블로 오도록 요청해서 그녀를 치료하라. 때때로 그녀의 배꼽 위에 있는 아기와 함께 그리고 그녀의 마음(가슴)속에 있는 아기의 머리도 함께 치료할 필요가 있다.

어머니는 아주 아이를 보살피기 위한 '배려용' 호르몬의 영향력 아래에 있기 때문에 즉 희생적인 모성애로 그녀는 자신을 보살피는 것을 잊을지 모른다. 그녀의 품 안에 있는 아기와 함께 그녀는 전폭적으로 치료 받는 것에 동의할 것이다. 그녀가 당신의 손아래에서 이완(혹은 휴식)을 시작할 때 당신은 또한 아기를 접촉하는 것을 시작할 수 있다. 만약 어머니가 요구한다면 말이다.

●그들의 두개천골 파트너로부터 충분한 설명을 듣고 아이의 양육에 대한 관심이 커진 어머니들은 테라피스트의 지시에 변화하고 자기 자신들이 완전히 전념할 수 있도록 몰입할 것이다. 즉 그 품 안에서, 모유 양육은 그들 자신의 호르몬 작업들을 조절할 것이다.

●골반 불안정성이 발생할 수 있다. 그리고 이러한 골반 불안정성은 알려진 두개천골 골반 테크닉에 의해 치료될 수 있다. 그것이 출산(혹은 진통) 전에 일어날 때 거기에는

종종 조사해 볼 필요가 있는 감정적 요소가 있다.

● 나는 그들의 사정(혹은 상황)에 따라 새로운 어머니들이 한 달에 한 번 정도 치료를 받을 것을 권고한다.

나는 아기 안톤을 결코 잊지 못할 것이다. 그는 태어난 지 겨우 2주밖에 되지 않은 아이였다. 나는 아기를 만지면서 어머니에게 출산에 관한 질문을 해달라고 요청했다. 나는 내가 아기의 눈 안을 살펴보고 꽤 충격을 받았다. 내가 생각하던 세계, 나의 세계가 여전히 거기에 있었다.

그의 세계는 느리고 조용했다. 그리고 거기에는 절대적으로 어떠한 마음도 존재하지 않았다. 거기에는 오직 솔직함과 침묵의 순수함만 있었다. 그 후 내가 잊지 않을 경우에는 나는 항상 아기의 눈을 살피는 것으로 시작하고 마음으로 그(그녀)를 되돌아보게 한다. 그리고 냄새를 흡수한 후에 아기의 몸을 만지기 시작하는 것이다.

나는 매우 조용하고 천천히 말을 할 것이다. 마치 그의 귀에 대고 속삭이는 것처럼 말이다. 만약 당신이 뭔가 긍정적인 것을 느끼게 되었다면 그때 당신은 아기의 온몸이 이완된 것을 보게 될 것이다. 손이 열리고 팔은 모든 운동을 멈출 것이다.

그리고 아마도 더욱 중요한 것은 당신이 다시 그 아기로부터 부드러운 에너지를 받을 것이라는 점이다. 에너지가 왔던 차원에서 당신은 에너지를 다시 되돌려 받을 것이다. 그것은 아기들이 또한 나에게 원하기도 하고 그리고 사랑을 되돌려줄 필요가 있었기 때문이다. 나는 이런 것들이 모두 신의 섭리나 계시에서 비롯되었다고 믿는다. 나는 아주 많은 감사의 말과 더불어 사랑을 받을 수가 있었다.

천골 접촉

아기의 신체 부위 중에서 천골은 CST를 시작하기에 좋은 곳이다. 두개천골요법을 시작하려 할 때 내 손에서 에너지가 생길 것이다. 이렇게 시작된 상승에너지는 결국 아이의 몸을 위한 것으로 탯줄을 통해 위로 이동하는 에너지에 비교할 수 있다.

그리고 천골은 아기에게는 아주 안전한 곳이다. 우리는 아이의 신체 부위 중 아이의 몸에 대한 정보를 얻기 좋은 곳이 천골이라고 말한다. 즉 천골과 접촉함으로써 아이의 상태를 어느 정도 파악할 수 있다는 말이다. 그것은 신체의 다른 영역이 이 천골 때문에 편히 쉴 수 있기 때문이다. 다시 말해 천골은 신체의 안전을 위한 기지와 같은 곳이라 할 수 있기 때문이다.

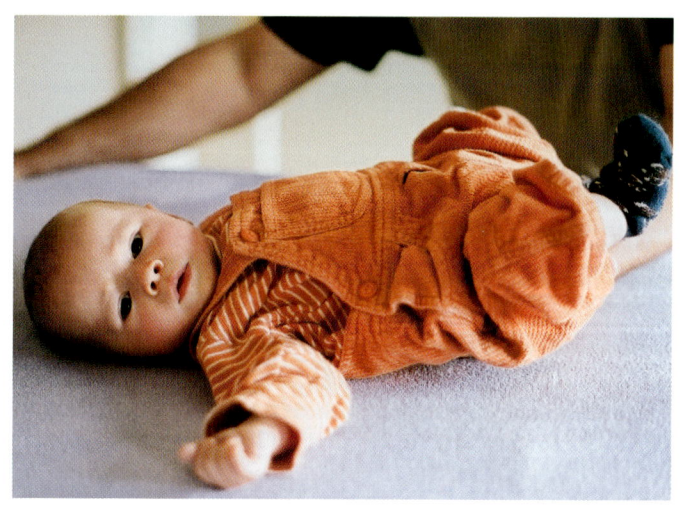

하나의 햅토노믹 방식[접촉(관계 맺기) + 피부 접촉 만남], 즉 아이와의 관계는 아기를 움직임으로써 시작된다. 아이가 태어나는 순간 아기의 존재는 우리와 관계를 형성하게 된다. 아기를 만지고 들어 올리고 옮기기 위해 당신이 천골 밑으로 손을 집어넣을 때 의미 있는 아기와의 접촉이 시작되면서 아이와의 관계 형성도 시작되는 것이다.

자유로운 척추

아기가 나오는 동안, 압축하는 힘들이 서로의 상단에서 척추를 누를 수 있다. 척추 사이로부터 나오는 신경들은 압착될 것이며 결국 연관된 기관의 기능들이 감소할 것이다. 많은 호흡의 문제가 이러한 척추의 감압에 의해 완화될 것이다. 아기의 몸이 어머니의 몸 밖으로 나오는 데 필요한 코르크 운동이 척추와 뇌 수막 왜곡의 원인이 될 수 있다. 그리고 또한 척추나 골반 혹은 머리의 뼈들에 있어서도 비틀림의 원인이 될 수 있다.

당신이 당신의 차고에 들어가 차도를 만들 때 당신은 이렇게 만드는 차도가 가능한 한 똑바르며 정확하다는 것을 확신하고자 하는데 그것은 당신이 차를 몰고 가능한 한 쉽게 당신 차고안에 들어가거나 차고 밖으로 나올 수 있도록 하는 것과 같다. 다행히 우리에게는 출산 과정에서의 모든 폭력이 행사된 후에 벌어지는 문제를 만회할 기회가 있다. 우리 스스로 차고에서 교통체증을 피할 수 있도록 설계한 것과 같이 인체에서 발생하는 교통 체증 같은 문제들을 해결하기 위해 신체와 뇌 사이의 길 역시 똑바로 할 수 있는 기회가 우리에게 충분히 있다는 점이다.

치료

당신의 손으로 뇌척수 경막(듀라 마타) 양쪽 끝을 잡도록 하자(후두골과 천골). 그리고 나서 당신이 둘 다 고요하게 될 때까지 기다려라. 당신 손에 전달되는 회전하는 패턴들이 그들 자신들 즉 몸의 상태를 보여줄 것이다. 그리고 이러한 패턴이 가져오는 상황을 무시하지 않고 우리가 따르는 것 외에는 달리 방법이 없다. 즉 손에 부풀어 오르는 느낌이 전해진다면 그대로 부풀어 오르면 되는 것이다. 장담하건데 우리가 이런 문제점을 해결하기 위해 실시하는 두개천골 테크닉이 알려져서 당장 초대장이 올지도 모른다. 어려운 얘기지만, 이것이 바로 아기가 왔던 영역이며 아기가 그 자신의 몸을 창조한 영역이다.

그것은 엄청난 느림(속도 저하)과 더불어 필요한 영역이다. 우리는 태어나는 아이들을 들어올리기 위해 부모의 허락을 기다린다. 아이를 만지고 들어 올리고 회전시킬 수 있도록 부모의 허락을 기다린다. 두개천골 유동액에 더하여 천골을 향한 의도는 머리가 중력에 의해 강화될 수 있음을 생각해서 제시된 것이다.

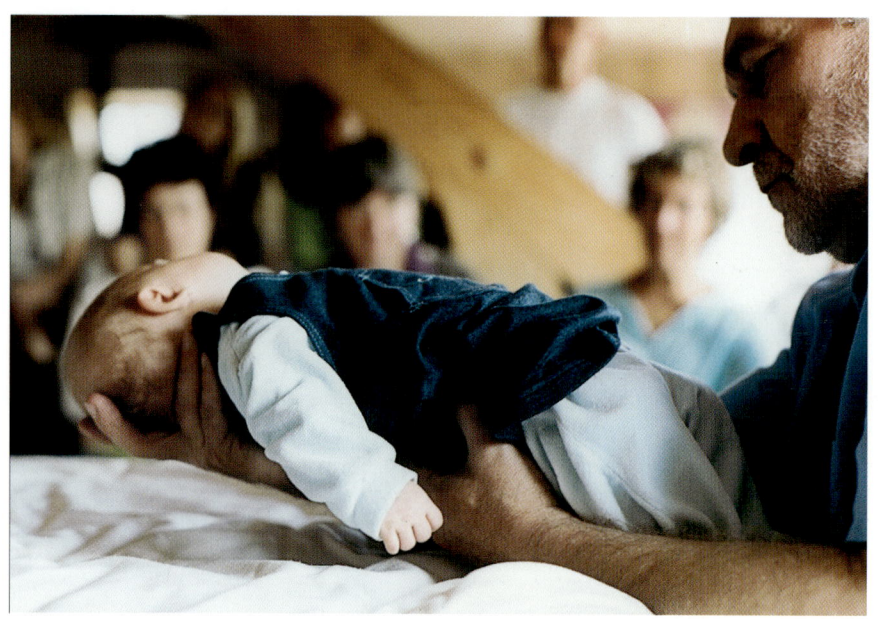

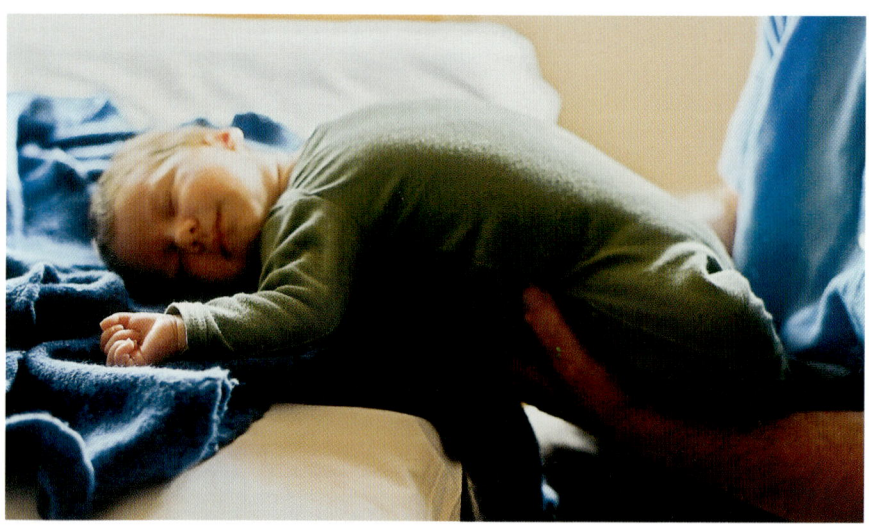

중력은 우리의 몸을 창조하는 데 도움을 주려고 한다. 그것은 이 지상에 우주 에너지를 빨아들이는 것과 같은 힘이다. 그리고 육체적 형태에서 자신을 표현하기 위한 힘인 것이다. 중력은 또한 영혼이 물질 안으로 들어가는 방식에 있어서 필수적인 요소라고 할 수 있다.

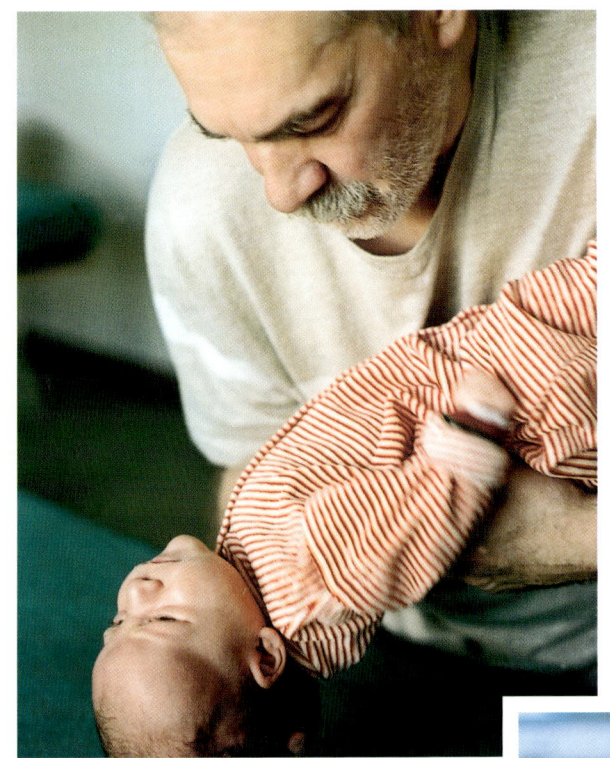

가벼운 압박에 의한 CV4 릴리즈. 이 요법은 아이의
몸에서 일어나는 장애물을 멀리 밀어낼 것이다.

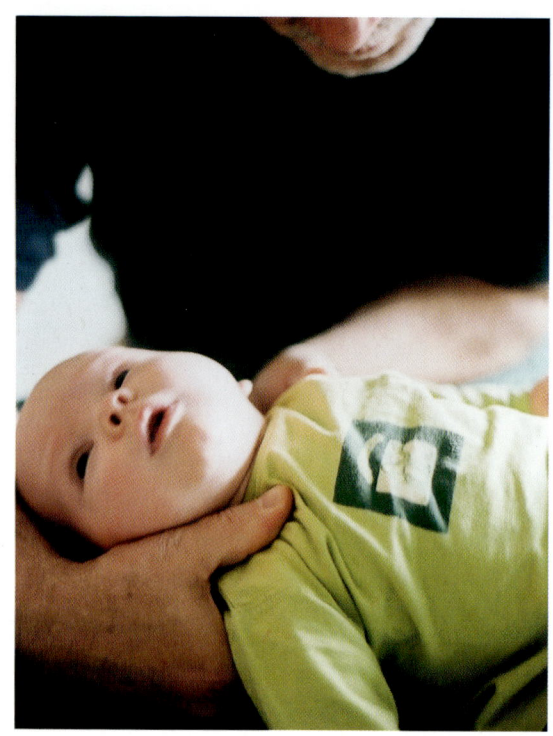

어깨에서의 EV4 : 열린 CS 시스템을 유지하여 당신은 두개천골 유동액 안에서 효능이 나타나도록 한다. EV4를 초대하라.

수축과 확장 테크닉 : CV4와 EV4

CV4는 후두골, 두개골의 기저가 너무 많은 압박을 받고 있을 때 사용될 수 있다. CV4 테크닉은 제4뇌실 압박에 의해 이루어진다. 당신의 손을 올려놓는 동안 후두부를 당신의 엄지손가락의 패드 위에 편히 누워쉬는 모습으로 편히 베고 눕도록 하라. 당신의 손이 편안해지고 릴리즈해지면 당신은 두개천골 리듬을 느낄 수 있다. 또한 중간으로 이동할 때이 리듬을 따르라. 그리고 그것의 가장 깊은 지점에서 당신은 거의 같은압력을 가해야 한다. 이러한 방식으로 당신은 두개천골 유동액 내에서더욱 큰 압력을 받는다. 이것은 총경막 내부를 바로 잡는 보정 효과와 클렌징 효과를 가져올 것이다.

내가 설명하는 테크닉은 성인에게 어떻게 이것이 실행되어야 하는가의 문제다. 즉 아기들에게 실시할 때 우리는 간혹 한 손, 종종 두 손의 두 손가락을 사용하지만 특히 아기에게 이 기법을 실행하기 위해서는 특별한 민감성이 필요하다. 또한 성인에게 실시하기 위해서는 더욱 많은 연습이 필요하다. 어떠한 손상이라도 입지 않기 위해서는 내 스스로 수없이 반복하자. 이 테크닉은 다만 몇 년 동안 연습한 후에 사용되어야 한다.

어깨와 골반에서 이루어지는 압축 테크닉들은 아기가 산도를 통해 왔던 특별한 방식과 관련되어 있다. 그런 테크닉들은 아이에게 반드시 '수반되는' 기술들이다. 이런 테크닉을 통해서 당신이 느끼는 압축감을 확인하고 배려한다. 그리고 당신은 다만 테크닉 이후 아이의 몸이 보여줄 신경운동을 기다린다. 즉 당신은 아기가 당신에게 몸을 통해 어떤 말을 할 때까지 기다린다. 테크닉을 실행하던 중에 어떤 힘이 자꾸 압축하듯 밖으로 밀리는 느낌을 받을 것이다. 이 테크닉은 일반적으로 EV4 테크닉으로 이어질 것이다.

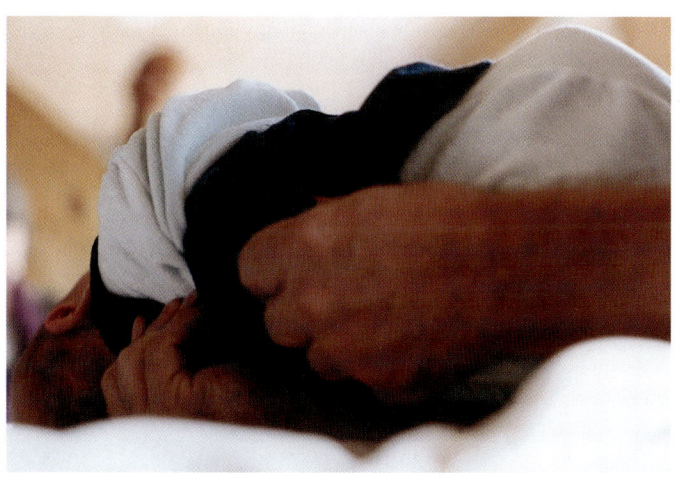

척추를 누르고 잡는(들어 올리는) 것이 천골과 골반 주위를 보정(똑바로 자리 잡도록)하도록 강요한다.

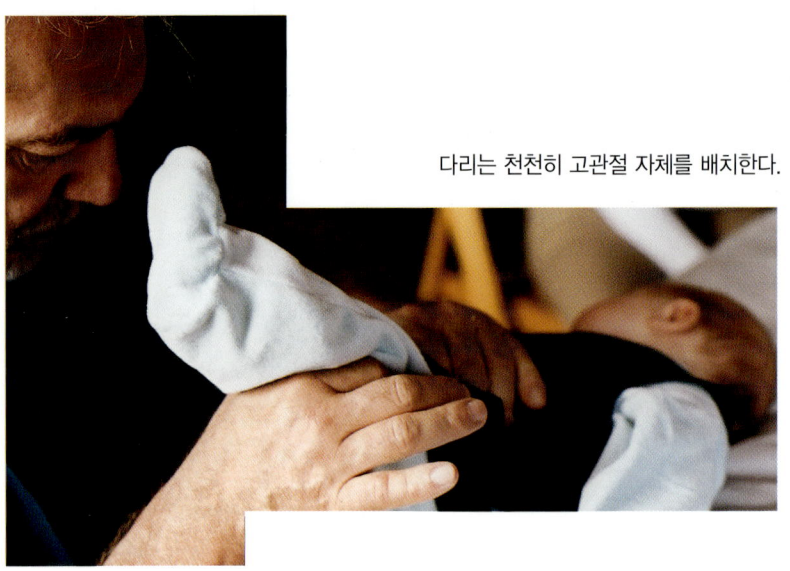

다리는 천천히 고관절 자체를 배치한다.

EV4는 두개천골 시스템이 완전히 열려야 실시할 수 있는 테크닉이다. 그것은 우주의 생명력이 뇌척수액 안으로 들어갈 수 있도록 해주고, 최대한으로 활성화시켜주는 초대장인 것이다. 당신이 두개천골 리듬을 따를 때 그리고 어깨가 거의 최대한 팽창 무드에 있을 때, 당신은 그 상태에서 계속 유지한다. 당신의 팔이 열린 지점을 따라가고 있다는 것을 당신은 알게 될 것이다. 즉 명확히 당신은 당신 고객의 뇌척수액 안으로 뭔가를 초대하고 있다. 만약 당신이 너무 꽉 끼어서 이러한 팽창을 잡을 수 없다면, 이 극단적인 자세에서 약간의 움직임을 허용하라. 당신은 뇌척수액이 긍정적으로 활성화되고 있음을 느끼게 될 것이다.

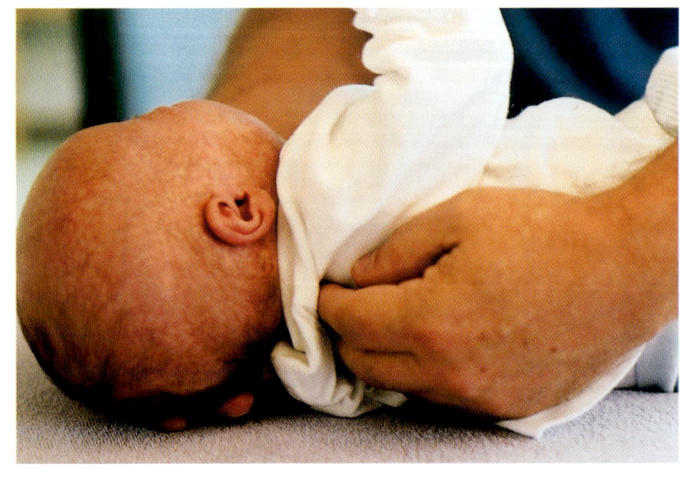

나는 근막을 풀기 위해 어깨를 누르고 있다. 그리고 뼈들을 바로 잡아 척추를 길게 늘리고 있다.

두개골들이 겹쳐 있을 때 공간의 생성

아기들의 머리뼈는 완전히 형성되지 않은 결정체다. 그것들은 서로를 향해 마치 작은 섬들처럼 성장하고 있다. 뼈들 사이에 큰 정수리(숫구멍)들이 존재한다. 이것들이 많은 움직임을 허용할 것이다. 심지어 산도를 더 쉽게 통과하도록 우리의 CST 요법이 실시되는 것을 무시할 가능성도 있다.

출산 이후, 두개천골 시스템의 내부 힘은 가장 중요한(결정적인) 뼈가 그들의 가장 이상적인 장소에 도착해야 하는 것을 확인해줄 것이다. 하지만 때로는 그들이 서로의 상단에 난처하게 머물고 있으며 이것이 뇌를 위한 공간이 성장하는 것을 제한한다. 앞에서 뒤까지 그리고 귀에서 귀까지 걸쳐 있는 중앙에 봉합은 서로 위에 미끄러지듯 올라탈 수도 있다. 거기 놓여 있는 뇌의 부분이 우리 움직임에서 많은 것을 담당하고 있다. 그리고 공간의 부족으로 인해 경직될 수 있다.

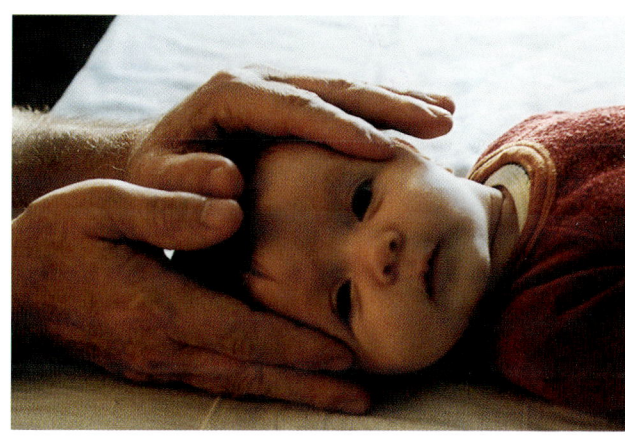

두 손이 더 큰 중요함을 갖는 뼈들 위에서 서로 바로 옆에 있다.

치료

의도[*]에 따라 당신은 당신이 머리 그리고 / 혹은 후두골의 반대 면에서 그 지점까지 에너지를 보내는 동안 하나 혹은 두 개의 손가락을 가지고 각 뼈를 홀딩(들어올리는)함으로써 뼈들을 분리하여 움직이게 한다.

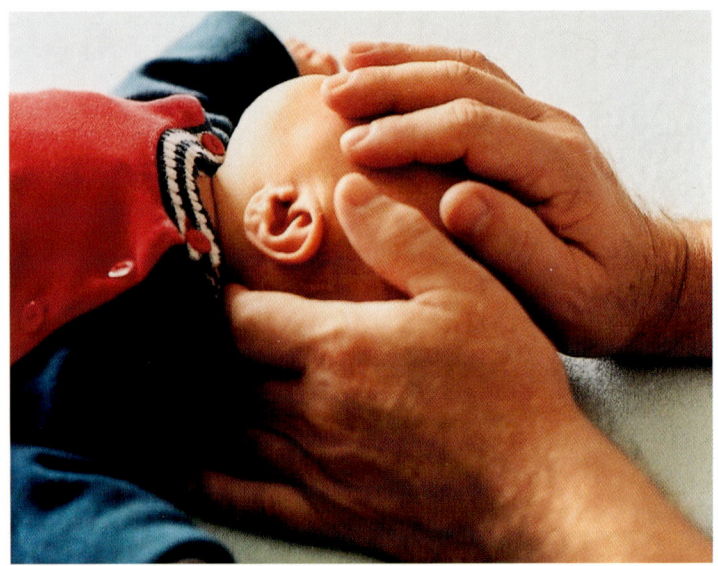

---

[*] 의도는 당신 자신의 에너지와 우주의 영향에 따른 힘을 연결한다. 당신이 허용할 수 있는 더욱 많은 우주의 에너지는 더욱 미세하고 더 많이 가르쳐주며 당신 자신의 에너지와 당신이 테크닉을 통해 이루려고 하는 의도를 더욱 확고히 하도록 한다.

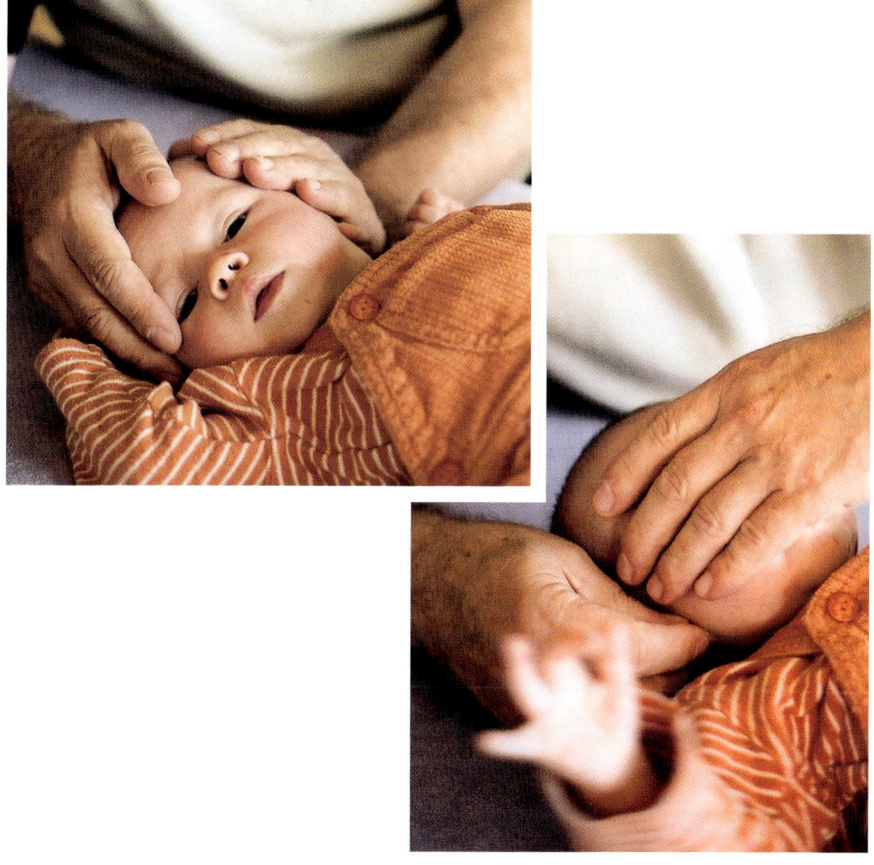

서로의 상단에서 뼈들을 서로 밀어내는 똑같은 압박력은 종종 하나의 뼈에서도 느낄 수 있다. 그것은 더욱 큰 압박감을 느낄 수 있다. 이러한 긴장감을 릴리즈하기 위해 당신은 똑같은 방식으로 작업을 한다. 당신의 손가락을 이 압박 받는 지점 주위에 놓아라. 그리고 뼈에 대해 팽창이 가능하도록 부풀어 오른다는 느낌을 가져라. 당신이 할 수 있다면 머리의 반대편으로부터도 그 지점까지 공간에 대한 생각과 에너지를 보내라. 시간과 침묵 그리고 무엇인가 변화를 이끌어내려는 의도는 항상 이것이 이루어지도록 하는 공간을 창조할 것이다.

귀 테크닉

측두골은 출산하는 동안 매우 중요한 세 부분에 닿아 있다. 측두골과 후두부 사이에서 처음에 먼저 해결해야 할 문제가 있다. 바로 열림(오프닝) 즉 아이를 뱃속에서 꺼내는 경우 항상 압착력과 비틀림을 해결해야 한다는 것이다. 두개골 기저에 두개골[미주신경, 설하신경, 설인(혀와 인두)신경, 척추의 부속들]에 존재하는 신경들을 위해 후두골과 측두골 사이에서 오프닝을 활용하는 뇌신경들은 그 안으로 혈액을 흐르게 하고 또한 두개골이 정상으로 존재할 수 있는 것을 심하게 막을 수 있다. 이것 때문에 아기들에게 배앓이 같은 소화의 문제들, 반사적 흡입(젖 빠는)의 손상 그리고 호흡의 문제들이 발생할 수 있다. 성인들의 생활에 있어서도 이것은 편두통, 소화 문제들, 호흡 문제들, 이명, 만성 피로, 낮은 잠재 능력 그리고 듣기와 배우기의 무능력으로 이어진다. 이럴 때에 귀 테크닉은 매우 놀라운 효과를 가져다준다.

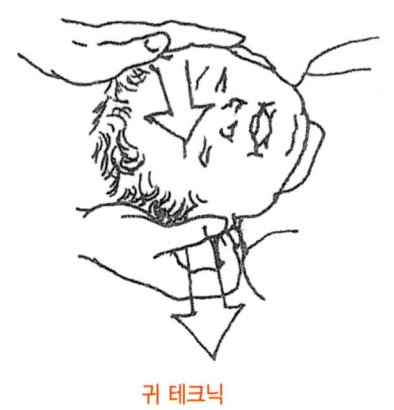

귀 테크닉

치료

그 외에 두 귀를 통해 천막*을 팽창할 수 없다면 당신은 다른 손이 반대쪽 눈 위에 비스듬히 쉬고 있는 동안 한쪽 귀를 잡는다. 당신의 손가락 끝이 접촉하고 있는 귀 아래에서 가볍게 귀를 향하여 에너지를 보내라. 움직임을 따라가서 뼈들에게 자유를 주는 듯한 움직임으로 그것들을 천천히 바꾸어라. 양쪽 귀에 똑같이 이것을 하라. 그리고 인체의 귀를 통하여 당신 자신의 균형을 잡는 데는 어느 정도 시간이 걸릴 것이다. 마치 줄을 잡은 상단에서 손과 귀가 추의 무게를 천천히 푸는 것처럼 아주 천천히 말이다.

---

* 텐트(천막)는 두개골의 내부를 두 단계로 분할하는 수평 수막이다. 가장 낮은 단계의 텐트 아래서 당신은 소뇌를 발견한다. 그리고 텐트 위 첫 번째 층에서 대뇌를 발견한다. 거기에는 두개골의 내부를 좌측과 우측 공간으로 나누는 또 다른 경막(대뇌 겸상막)인 뇌척수막이 있다. 이러한 모든 뇌척수막의 조화를 통해 파충류, 포유류 뇌, 기생충과는 다른 조건에 있는 연수, 뇌교, 그리고 변연계 시스템 등 오래된 뇌 부분에 대한 개방과 함께 두개골을 네 부분의 공간으로 나누어지게 하는 것이다.

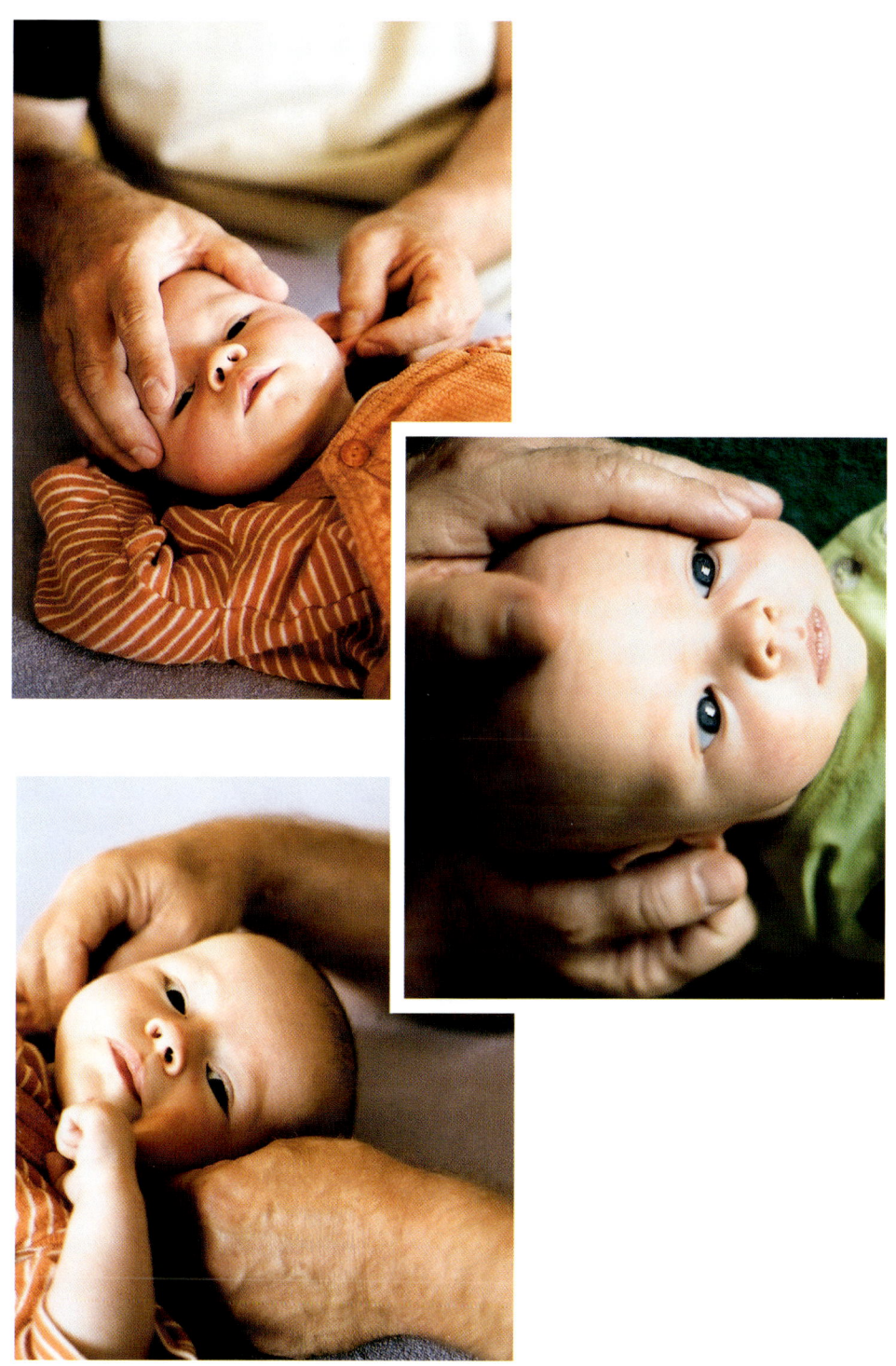

입의 테크닉에서 빠는 반사를 이용하는 손가락

빠는 것은 자연적인 반사이며 아기들이 처음으로 독립적으로 음식을 먹는 것을 가능하게 한다. 음식을 넣는 것뿐만 아니라 흡입력은 두개천골 시스템의 작업을 최적화하는 것과 같은 방식으로 경구개(입천장)에 영향을 미칠 것이다.

유방은 가슴의 중심에서 성장한다. 그리고 아기가 젖을 흡입할 때 그들은 그 어머니로 부터 유동성의 사랑을 받는다. 어머니의 신체에서 아기가 젖을 흡입하기 시작하면 어머 니는 자궁을 축소시킬 것이다. 그리고 이상적인 크기를 유지하게 하고 자기 원래 자리에 놓여 기능하게 한다.

유방을 통해 아기들이 젖을 흡입할 때(모유 수유) 어머니 배 안에 있는 기관들은 그들의 원래의 과제를 수행하고 잠시 휴식할 수 있는 순간을 맞이한다. 그것은 또한 자연적인 피임(피임약, 피임 기구)으로서 작용한다. 모든 이러한 모유 수유의 효과는 아기의 생존 을 보장하고 아기의 면역 체계를 극대화하며 어머니의 재생하는 조직들을 재정비한다. 즉 이것을 수행하기 위해 자연은 그것이 매우 감동(오르가즘)적 경험임을 확인해준다.

> 나는 직업상 간혹 유방암을 앓고 있는 부인을 치료한다. 많은 이러한 암은 유방이 완전히 그 들의 삶의 직무를 충족시키지 않을 때(즉 모유 수유를 하지 않을 때) 발생한다는 것이 나의 생각이다. 그것은 즉 세포가 다만 그들이 암을 만들어내는 것을 혐오하고 좌절하게 된다는 것을 보여준다. 이것은 다만 나의 관점이다. 즉 이것은 내가 유방암 환자들과 함께 가진 무 수한 세션의 경우를 통해서 보고되고 있다는 말이다.

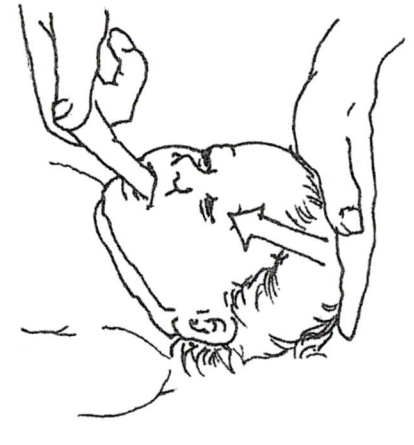

아기의 입 속에 손가락을 집어넣는 이러한 테 크닉을 통해 우리는 단순히 흡입 반사를 하게 된다. 이것은 우리에게 그것이 필요하다면 두 개천골 리듬을 최대화하기 위한 방식을 제공 하도록 한다. 이것은 또한 우리에게 그들의 올바른 위치에 있지 않은 뼈들을 바로잡기 위 해 좋은 기회를 제공하게 한다.

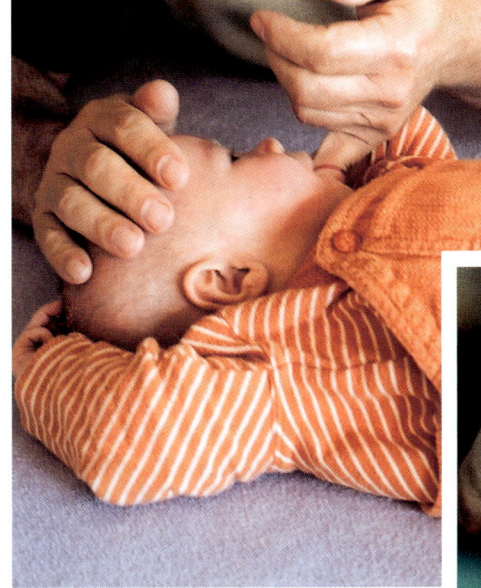

내 손자들 중의 하나가 약간 굽은 코를 가지고 태어났다. 그것 때문에 한쪽 눈이 다른 쪽 눈보다 약간 더 높은 곳에 있었다. 부모들은 이를 염려하며 항상 주의 깊게 바라보곤 했으나 굽은 코를 되돌릴 수 없다는 것을 받아들였다. 따라서 우리의 의견은 항상 차단되었다. 그러나 결국 우리는 그 손자에게 접근할 수 있었는데 우리 딸은 아주 방어적이어서 우리는 딸 부부가 함께 있을 때에만 손자를 만나볼 수 있었다 .

어느 하루 저녁에 우리는 아기를 돌보는 것을 허락받았다.(아이들의 부모가 돌아오는 데 18분이 소요되었다.) 물론 나는 바로 아기의 입에 나의 손가락을 집어넣는 것을 시도하기 어려워서 그냥 입으로 먼저 빨 수 있었다. 그런데 나는 어긋난 뼈들이 부드럽게 그들의 최적의 장소에 다시 도달하려는 움직임을 확신했다. 아이의 부모가 돌아왔을 때 나의 아들은 "당신이 무엇을 했습니까?"라고 물었다. 나는 단지 "내가 왜?"라는 말만 내뱉었다. 이에 관한 해명 같은 것은 전혀 없었다. 지금까지도 나는 어떤 시도를 했는지 이들에게 다시 언급하지 않았다. 그리고 지금 우리 손자의 머리는 완벽하다. 이는 놀라운 CST의 힘이다.

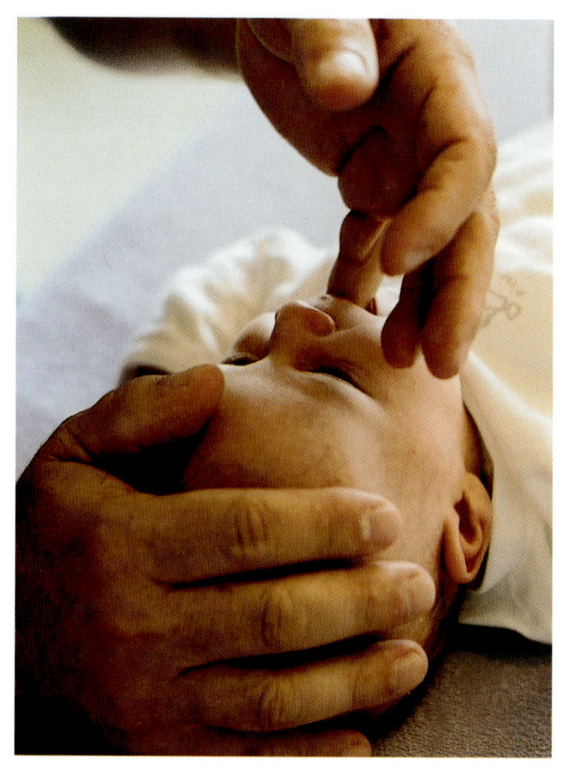

치료

당신의 손을 씻었는지, 손톱을 잘랐는지 확인하라. 흡입 반사를 시작할 때까지 입의 측면에서 약간 간지럼을 태워라. 입 안으로 당신의 손가락을 집어넣어라. 그리고 경구개(입천장)와 서골을 접촉하라. 당신이 어떤 균형감을 느낄 때까지 진행되는 모든 움직임과 함께 당신의 손가락을 움직이도록 하라.

당신이 양 손 사이에 연결할 수 있을 때까지 머리의 상단에 혹은 접형골 위에 다른 손을 얹어라. 당신의 의도 혹은 의지를 통해 서골이 힘을 방출할 때까지 당신이 서골을 따라갈 수 있도록 할 것이다. 이는 사실 어려운 얘기일 수 있다. 하지만 CST를 배우게 되면 자연스럽게 받아들일 수 있는 영역이다.

환추(環椎, 제1경추)와 후두골 테크닉

특별한 구조 때문에 이곳이 가장 취약하다. 또한 운동 과잉증(과민성으로도 알려진) 행동 같은 매우 불쾌한 문제로 인해 환추에 문제를 일으키고 있다. 출산할 때 후두골은 아직 척추를 둘러싼 네 부분의 다른 조직 안에 있다. 출산할 때 압착력(누름)으로 인해 항상 이 부위를 함께 누르고(압력을 가하고) 있다.

이런 약점 때문에 출산을 할 때 아기의 머리가 쉽게 출구를 찾을 수 없다면 환추는 작은 머리를 구부리는 주변의 장소가 된다. 이때 일어나는 최소의 장애로 인해 뇌에 도달하는 데 필요한 기관 혹은 신호들의 작업을 방해할 수 있다. 아기에게 문제가 발생하는 순간이다.

후두부의 바닥에는 두 개의 작은 손잡이가 있는데 그것은 첫 번째 척추 즉 제1경추의 상단에서 붙을 수가 있다. 후두부의 느슨한(자유로운) 네 부분은 출산 이후 1년 이내에 함께 성장을 시작할 것이다. 그리고 당신이 개입하지 않는다면 압축력에 의해 이 지점은 과도한 부하를 받게 된다.

하루하루 지탱할 수 있어야 하는데 과부하로 인해 마치 교통 체증 같은 일이 발생한다. 따라서 과부하를 견디기에는 너무 비좁을 수밖에 없다. 즉 CST를 통해 충분한 공간을 확보하지 못한다면 교통 체증과도 같은 문제가 발생하게 된다는 것이다.

우리는 아이의 몸에서 일어날 수 있는 장애들을 알고 있다. 짜증을 내는 일, 불안하고 초조하고 우울한 문제의 발생이 어째서 일어나는지 우리는 설명할 수 있다. 그 어떤 부모도 자기 아이에게 이런 문제가 발생하는 것을 원하지 않을 것이다. 대개 이런 장애가 나타나는 부위는 신체의 교차점이다. 신체의 주요 횡단면과 이런 문제의 발생 지점이 정확히 일치하는 것을 볼 수 있다.

우리에게는 근육의 교차점, 뼈와 뼈의 만나는 지점에서 만들어지는 모든 문제를 해결하기 위해 올바른 결정을 해야 하는 의무가 있다. 물론 부모들은 CST 요법사의 설득을 받아들여야 할 것이다. 문제의 장소를 교통 체증에서 풀려나도록 하기 위해 우리가 힐 수 있는 작업들을 시도해야 한다.

어떤 부모도 자신의 아이가 너무 좁은 교통 체증의 상황에 놓이는 것을 원치 않을 것이다. 또한 불안하고 우울하고 고통받는 것을 원하는 자식은 단 한 사람도 없을 것이다. 아이들은 본능적으로 이러한 문제를 해결해달라고 보채고 있다. 아이들이 실행할 수 있는 유일한 방법은 소리 내어 우는 것이다. 아이들이 날카롭게 외치는 것이야말로 당장 도와달라는 신호이기 때문이다.

숨을 쉬고 젖을 흡입하고 먹는 문제들, 배앓이와 설사 등 모든 징후에는 아이의 잠재적인 의지가 포함되어 있다. 어떨 때는 아이가 자신의 문제를 본능적으로 알리기 위해 수반되는 이런 신호를 보내기 위한 공간이 충분하지 않을 때도 있다. 우리는 이런 부분까지 예상하면서 아이들을 접촉해야 한다.

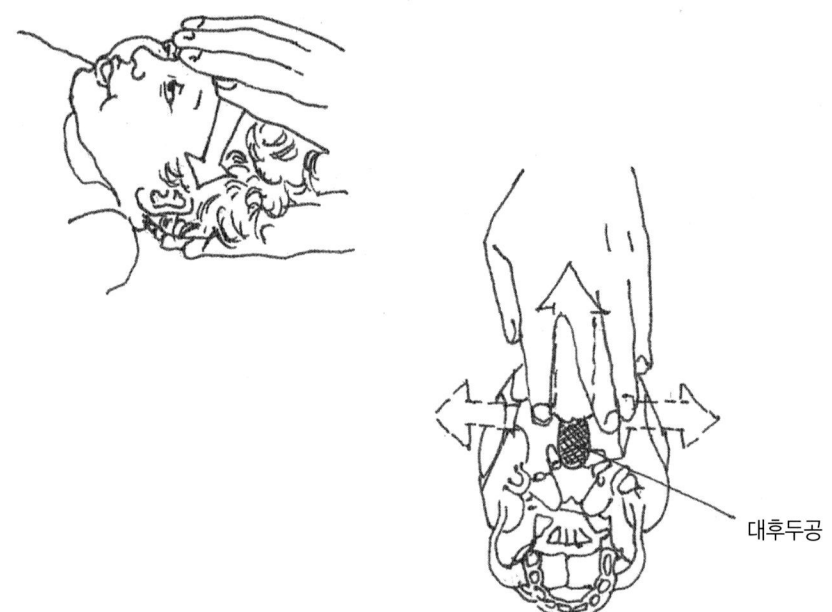

대후두공

치료

우리가 알고 있는 기술들은 매우 전문화되어 있다. 치료는 타이밍을 놓치면 안 된다. 문제 있는 부분들이 굳어지기 전에 치료를 시도해야 한다. 고착화되거나 부목화(나무막대기처럼 딱딱하게) 되기 전에 치료를 시작한다면 좋은 결과를 더욱 쉽고 빨리 얻을 수 있을 것이다.

1. 바닥에 머리를 잡아라. 그리고 이완할 시간(휴식 시간)을 가져라. 그러면 당신은 머리에서 흐름을 느낄 수 있다. 옆으로 부드러운 확산이 저절로 일어날 것이다. 당신의 의도는 후두부의 중심에서 확산되도록 유도하는 것이다.

2. 당신은 필요할 때(다른 손의 손가락으로 전두골로부터 에너지를 보내는 동안) 한 손으로 확산을 유도할 수 있다.

3. 당신이 뼈들로부터 느끼는 모든 움직임을 확인하고 받아들여라. 그런 움직임들이 휴식과 이완을 위해 움직이도록 유도하라. 그리고 몸의 중심부로 모든 것을 다시 가져오기 위해 필요한 운동을 시작하라. 즉 어떤 공간의 느낌과 함께 가벼운 기운이 느껴질 것이다.

4. 후두골은 지금 당신을 향해 자신의 압박으로부터 밖으로 이동할 준비가 되어 있다.

5. 당신과 뼈들과 아기가 이러한 새로운 자유로움 속에서 휴식을 취할 수 있을 때까지 당신의 손들은 접촉을 유지하도록 하라.

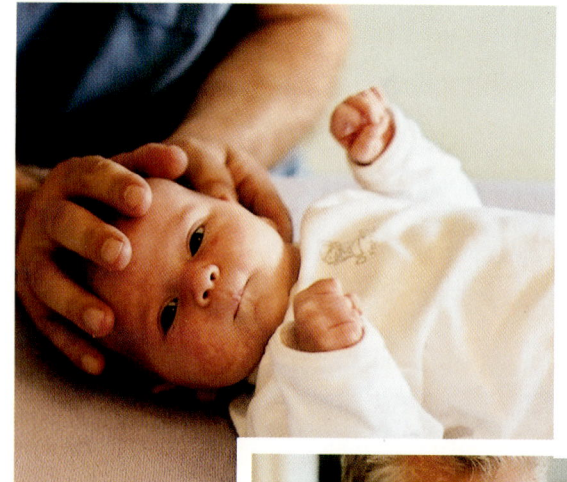

골두(관절구)의 측두골 팽창(확산)

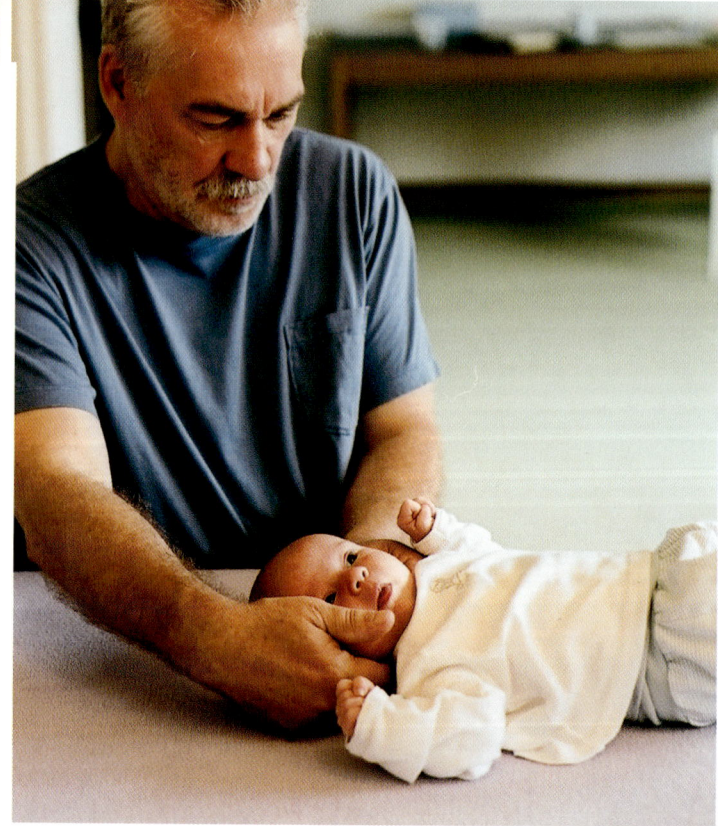

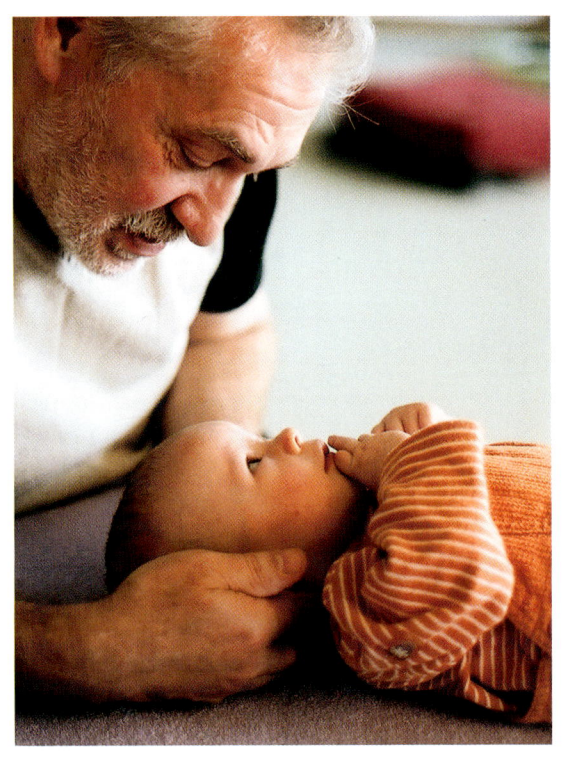

등뼈(혹은 척추)가 풀리기 시작한다.

접형골 테크닉

접형골은 머리에서 아주 중심에 위치하고 있는데 그것은 머리의 기초 빔을 호출할 수 있다. 뇌하수체가 이 뼈의 중앙에 정확히 들쭉날쭉 새긴 자국처럼 말의 안장 같은 데 놓여 있다. 접형골은 아이의 몸이 출산 관을 쉽게 통과할 수 있도록 기능하는데 그 과정에서는 세 부분이 관여하고 있다. 우리의 과제는 이 세 부분이 모든 종류의 비틀림과 압박들을 통과(혹은 경험)하는 것을 확인하는 것이며 그래서 최대 공간이 가장 이상적인 방식으로 함께 성장하여 잘 활용할 수 있도록 하는 것이다.

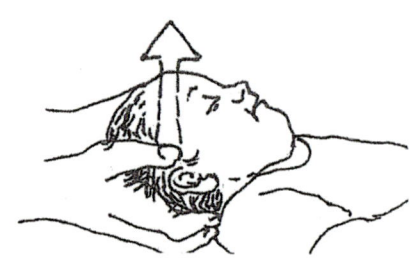

치료

당신이 움직임을 느낄 때까지 작은 톱니 모양(접형골, 나비뼈) 즉, 눈의 측면에 있는 관자놀이에 당신의 엄지 손가락을 얹어라. 당신 자신이 느낄 수 있는 어떤 움직임과 잘 어울리도록 스스로 노력하라. 즉 당신 자신이 움직임을 잘 따르라는 말이다.

움직임에 대항해선 안 된다. 뼈들이 제대로 자신들을 표현해야 하기 때문이다. 그런 다음 그것들을 정확히 살펴보도록 하라. 당신이 변화시키려는 뚜렷한 의지를 가지고 말이다. 바로 거기가 뼈들의 올바른 위치다. 그리고 중요한 것은 균형이 발생할 때까지 기다리라는 것이다. CST는 기다림이 생명이다. 기다리면서 테크닉에 임하다 보면 움직임이 발생하고 이를 따라가다 보면 문제의 장애가 해결되는, 놀라운 것이다.

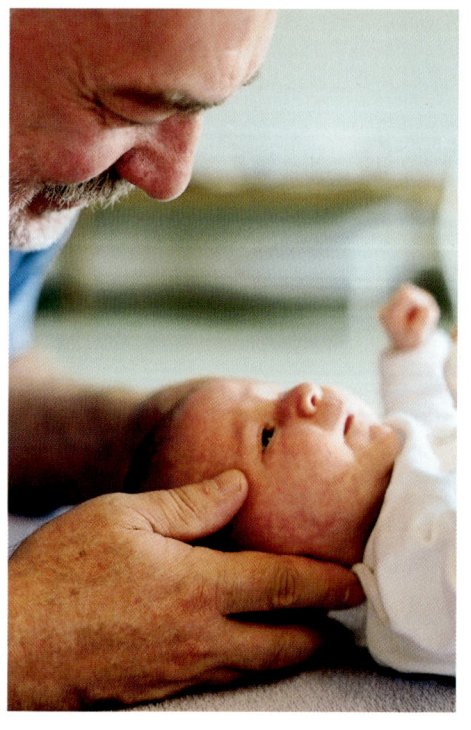

아기가 태어날 때 부착되는 경우가 있는데 이로 인해 아이한테 문제가 발생할 경우 우리에게 요청하는 모든 도움을 우리는 환영한다 – 우리는 이런 문제로 아이가 죽지 않고 살아나기를 원한다. 매년 많은 생명을 위협하는 세 가지 방법이 있는데 우리는 여기에 주목하고 있다. 즉 겸자(鉗子, 의사들이 쓰는 가위와 비슷한 도구), 석션(흡인 카테터를 입이나 코에 넣어 흡인 등등) 그리고 제왕절개(C-section)다.

겸자(鉗子)

- 종교재판 때 고안된 것으로 보인다. 의사들이 사용하는 가위와 비슷한 이 도구는 경험이 많은 산과의사에 의해 적절히 사용될 수 있다. 머리의 압박은 최소한으로 이루어져야 한다. 이러한 겸자의 사용으로 아이가 위험에 빠질 수 있다. 운 좋게도 우리는 겸자의 사용에 의한 손상 문제를 해결해 달라는 요청을 받은 경우 거의 모든 손상을 고칠 수가 있다.

눈 뒤와 관자놀이 사이에 있는 접형골은 매우 중요한 부분이며 우리가 항상 주목하고 있다. 그만큼 중요하다는 의미다. 접형골은 출산 시에 위에 언급한 세 가지 방법에 쉽게 노출되어 있고 또한 접형골은 위치를 이동할 수 있다. 접형골은 정상적으로 이루어지는 출산 압박 또는 강압적인 추출(적출 혹은 분만)로 이동될 수 있다. 접형골은 잘 못 되었을 때 특히 많은 문제를 야기한다.

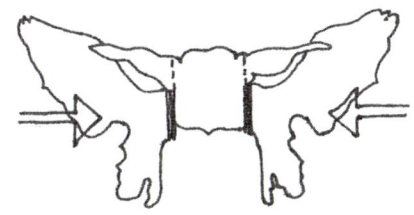

출산하는 동안 아이한테 일어날 수 있는 압축력은 겸자가 사용될 때 과도한 수준이 될 수 있다. 위 그림의 중앙에 위치한 검은 선은 여전히 출산 압박을 수용하도록 유도하고 있으며 여전히 산모 입장에서는 유연하게 받아들이고 있음을 보여준다. 따라서 아기에게 이런 겸자를 사용하면 출산할 때 많은 문제를 야기한다는 것을 우리는 알아야 한다.

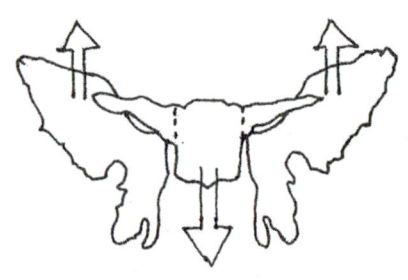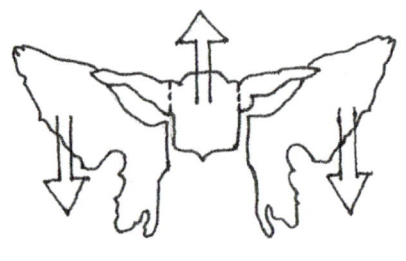

아기들이 태어나는 데 선택하는 방식과 석션 컵(흡입 컵) 같은 장치는 접형골의 세 부분 위에서 모든 종류의 끄는 힘을 불러올 수 있다.

치료

치료들은 주로 감압 테크닉에 의해 이루어졌고 특히 에너지 전송*, 입 안의 손가락, CV4 그리고 전체 두개천골 시스템의 확보를 통해 치료될 수 있다.

진공 펌프(흡인 장치)

● 상단에 큰 숫구멍(정수리)이 있는 작은 머리의 특별한 구조는 이 흡인 장치가 사용될 때 극히 취약하게 된다. 도구의 특성상 섬세하게 사용되지 않고 과한 힘을 바탕으로 사용되는 경우가 꽤 있다. 우리의 신피질(큰 뇌 혹은 뇌)은 이러한 흡인 장치에 노출되어 있지만 운이 좋게도 흡인 장치를 강제하는 법은 만들어지지 않았다. 심실에서 일어나는 다양한 변화와 아주 미세한 모세혈관 사이에는 항상 많은 변수가 작용하고 있다. 이것은 뇌척수액의 생성과 분배의 규제를 해제할 것이다. 흡입 컵이 아직 사용되고 있는 것처럼 이러한 흡입 컵을 경험한, 작은 아기의 머리들은 그 머리 내부에서 흐르고 있는 유동액을 여전히 압박으로 느낄 수가 있다. 아이들의 머리는 하나의 기억이 영원히 거기에서 벗어날 수 없는 힘으로 작용하고 있음을 보여주고 있다. 결론적으로 말하자면 머리에 가해지는 압박은 무엇이든지 문제가 있다는 것이다.

---

* 에너지 전송은 당신이 특정 지점에 많은 에너지를 보내고 싶을 때 진행된다. 그래서 흡착 에너지와 고통(통증)이 이동하거나 용해될 수 있다. 그것은 당신이 한 손으로(에너지 전송 손가락 혹은 당신 손의 컵을 가지고) 해결하려고 하는 지점이나 지역을 잡는(드는) 것으로써 일반적으로 이루어졌다. 그리고 다른 손으로 당신은 신체의 반대 면으로부터 그 특정한 지점까지 에너지를 보낸다.

치료

한 손을 머리의 상단에 두고 정확한 지점을 찾아라. 반면에 당신은 다른 손으로 후두골을 지지한다. 당신의 의도는 뇌실 안으로 끌려 들어가는 듯한 느낌을 받도록 하는 것이다. 뇌척수액이 당신의 편안함(혹은 침착)을 흡수할 수 있도록 그리고 당신 자신이 휴식을 취할 수 있도록 하라. 모든 것이 생명의 힘과 함께 이러한 커뮤니케이션, 말 없는 커뮤니케이션을 통하여 저절로 좋아질 것이다.

주어진 환경에서 아기는 이러한 절차에 완전히 자신을 복종하는 것 말고 또다른 선택을 할 수 없다. 아이는 자신을 만지는 사람들에 대해 아무 것도 할 수 없다. 종종 그것은 아이가 진정되고 만족한 것처럼 보인다. 이 고요한 레이어(층; 균질 물질)는 더욱 깊은 곳의 혼란(혹은 불만)으로 가득 차 있을 것이다. 물론 아기의 불안과 분노는 세션을 하는 동안 이상적으로 표현될 필요가 있을 것이다. 부모와 테라피스트는 아기의 울음(비명이나 외침)이 개인적으로 그들에게 강제(혹은 지시)되지 않아야 한다는 것을 이해해야 한다. 즉, 그것은 고통과 무력감에 의해 만들어진 순수한 고통(좌절)일 뿐만 아니라 도움을 위한 부르짖음이다. 아기의 울음에는 자기를 도와달라는 메시지가 많이 담겨 있다는 의미다.

심각한 제왕절개

작은 아기가 출산하는 동안 내동댕이쳐질 때 감압력은 너무 위험하게 되고 제왕절개는 오직 선택이 될 수 있다. 어머니의 배는 가르면 된다. 그리고 작은 태아의 몸이 어머니로부터 분리된다. 이러한 행위는 사실 아이가 갑자기 어머니 뱃속에서 바깥으로 나오는 데 따른 갑작스런 압력의 변화를 경험하게 한다.
　아이는 양수 등의 힘에 의해 압축되는 대신 밖으로 나오면서 갑작스런 감압을 경험하게 된다. 그러면서 아이의 작은 머리는 갑자기 팽창한다. 완전히 꺼내려고 애를 쓰는 과정은 자연적으로 출산할 때 아이의 작은 몸을 아이가 향하는 출산 방향과 반대로 꺼내고 있는 과정이 되는 것이다. 아이를 갑작스럽게 어머니의 뱃속에서 분리할 때, 어머니의 뱃속에서 자연스럽게 분만될 때 겪게 되는 진정 작용은 끝난 것이다. 그리고 이러한 행동은 최초의 생명이 탄생하는 중요한 순간에 아이로 하여금 이상한 마비 같은 좋지 않은 것을 경험을 하도록 하는 것이다.

마지막으로 몇 주 동안은 가끔 어머니를 위한 의학적 치료가 필요하기 때문에 아이와 어머니의 결합이 연기될 수도 있다. 물론 작은 아기로서는 완전히 이 치료를 수락하는 것 말고는 달리 선택의 여지가 없다. 그리고 다시 본능적으로 좌절하게 되고 두려움을 느끼게 되며 분노를 표출하지 못하고 억압받게 된다.

 의사는 아기의 작은 하나에 미칠 수 있는 영향을 이해하고 그것을 보상할 수 있도록 어머니에게 이런 모든 물리적 형태를 인식시킬 필요가 있다. 그것은 또한 모든 사람을 이해하기 위해 절대적으로 필요한 것인데 이 침입(강요)은 주어진 환경에서 그것이 이루어질 수 있는 최선의 방식이었다.

치료

머리 끝에서 발 끝까지 양 손과 함께 아기의 몸 전체에 걸쳐 부드럽고 강하게 접근하는 방식은 아이로 하여금 올바른 방향과 올바른 리듬의 사고(思考)를 깨닫게 하는, 좋은 방식이다. 그것은 기초 지식이다. 이 어린이들은 무언가 아직 끝나지 않았는데 마치 그들이 자신들의 몸에 있어서 완전히 인간의 모습을 하지 않은 것처럼 말이다.

치료의 주요 목표는 자연분만의 완성에 관한 것이다. 여기에서 우리는 상호 소통으로서 중력의 의미를 배우게 되며 또한 즉흥적으로 산도를 통해 정말로 아기가 탄생하게 되는 기회를 얻을 수도 있다.

치료는 주로 가장 느린 두개천골 리듬에서 진행되는데 이의 다양한 움직임을 인식하는 것이 주요 목표다. 이런 과정을 통해서 아기의 작은 몸은 테라피스트의 몸으로부터 배울 것이다. 치료하는 동안, 아기의 작은 몸은 되감기* 과정에 있게 되며, 머리는 중력의 느낌을 받기 시작할 것이다.

유동액뿐만 아니라 머리의 내부에는 중력이 필요할(혹은 허용될) 것이다. 당신 자신이 최초의 움직임에서 편안함을 느끼며 아기한테 휴식을 제공할 수 있다. 즉 당신 자신을 위해 움직임들을 느리게 하라는 의미다.

가끔 전신 풀기가 일어날 것이다. 그리고 나는 천골과 골반을 포함한 모든 근육 그룹과 기관을 마사지하듯 주무를 것이다. 다시 말해, 간혹 나는 많은 테크닉이나 매우 적은 테크닉을 실행하기도 한다. 내가 하는 것이 무엇이든지 항상 제1경추/후두골과 머리에 대한 치료가 뒤따라야 할 것이다.

---

* 되감기(혹은 풀기)는 두개천골 테라피에 알려진 용어다. 테라피스트는 무게가 없다고 느끼는 그런 방식으로 몸을 밑에서 받친다. 항상 참고하여 중력을 받아야 하는 근육들, 기관들 그리고 뼈들은 그들이 모르는 자유의 감각을 얻을 것이다. 그리고 그들을 위해 그렇지 않으면 불가능하거나 금지된 운동을 시작할 것이다. 되감기(혹은 풀기)는 몸에서 자유와 기쁨의 엄청난 감각을 창조한다.

계획된 제왕절개[징후(표시) 혹은 시기(때)]

- 어떤 아기들의 머리는 다만 산도에 비해 너무 크거나 혹은 다른 복잡한 문제가 있다. 의사는 오직 자신의 판단에 의해 어머니로부터 아기를 분리하는 순간이 옳다고 여기며 분리를 선택할 것이다. 분리하는 순간 아기의 몸에서 자연 분만으로 인해 일어나는 압착은 이제 활성화되지 않을 것이다. 그리고 어머니와 아기의 생체 시계가 손상될 수 있다.

- 출산하는 동안 진통의 두려움, 닙(nip: 자르고)과 턱(tuck: 넣거나 굽힘)의 문화 혹은 어머니에게서 해결되지 않은 출산 트라우마(외상)는 산모가 계획된 제왕절개를 요청하는 원인이 될 수 있다. 이는 자신의 깊은 두려움을 해결하기 위한 의지와 에너지, 시간이 충분하지 않은 채로 성급히 결정되는 경우가 많다. 결국 그것은 차라리 작은 오프닝(개막, 개방)을 위해 하나의 큰 꾸러미를 이끄는(혹은 넣는) 것이나 마찬가지다.

- 나는 몇몇 산부인과 의사가 자신들의 일정에 맞춰 아기들의 자연리듬을 변경할 것이라는 이야기를 들었다. 또한 제왕절개는 소송에 휘말리게 될 가능성을 줄어들게 할지 모른다. 몇몇 나라에서(칠톤 페어르쓰에 따르면) 그들은 정말로 극단에 흐를 만큼 지나치게 제왕절개에 열중한다.

- 자연의 리듬을 조절하는 출생시계와, 어머니와 아이에 있어서 신체 시스템은 완전히 혼란스럽게 될 것이다. 여기에서 또한 부모들은 아기가 출산 중절이라는 극단적이고 부자연스런 방식을 수용하는 것 말고 다른 선택의 여지가 없다는 것을 알 필요가 있다. 그리고 이로 인하여 간혹 겉으로는 조용한 아기가 많은 불만과 분노 그리고 공포를 숨기고 있다는 것을 우리는 받아들여야 한다. 의사가 분만 치료를 하는 동안 이러한 모든 중요한 층(혹은 막)은 고려되고 표현(혹은 표시)되어야 할 필요가 있다. - 그러나 분만 의사는 부모들이나 테라피스트에게 개인적으로 이러한 것을 알리지 않고 있다는 것을 기억하라. 즐거운(혹은 예의 바른) 제왕절개란 없다.

치료

이것은 아기를 위안하고 아기를 들어 올리거나 잡고 아기에게 스스로 표현하도록 기회를 주는 것에 의해 발생한다. 이것은 어머니의 팔 안에서 바람직하게 수행되어야 한다. 위에 언급된 것처럼, 양 손으로 머리끝에서 발끝까지 전신을 부드럽게 또는 강하게 관찰하여 원래의 방향과 출산의 압박에 대해 알아볼 것이다. 척추의 '소용돌이'(혹은 휨) 기억을 동시에 활성화하는 동안에 발에 대한 하나의 부드러운 압박은 출산 과정이 시작되면 실제 수행할 수 있도록 허락할 것이다. 특히 활성화된 아기의 두개천골 리듬은 뇌척수액에 권능을 부여할 것이며 아기의 에너지를 최대화할 것이다. [천골(엉치뼈)과 배꼽을 경유하여 에너지를 위쪽으로 보냄.]

내 막내아들은 메디컬 스쿨의 2학년이었는데 지나치게 흥분한 남자가 달려왔을 때 몇몇 친구와 함께 커피숍에 앉아 있었다. 출산을 목전에 두고 있던, 그 남자의 아내는 차의 뒷좌석에 있었다. 그 남자는 여기에 의사가 있는지 물었다. 의사는 없었지만, 친구들은 그 남자에게 "여기에는 메디컬 스쿨의 학생이 있습니다."라고 알려주었다.

나의 아들은 차로 갔다. 바로 세상으로 좋은 아기를 가져오는 시간이었다. 모두 이렇게 생각하였다. '이것은 존재의 표시다. --- 이 메디컬 학생은 완벽한 산과 의사가 될 것이다.' 그가 법적 측면에 대하여 들을 때까지 그래서 그것은 그 자신의 목표와 계획이 되었다. 의사에게서 듣는, 소송과 소송 관련 보험에 관한 애기는 기본적으로 아이를 낳음과 동시에 산모나 가족이 느낄 수 있는 기쁨(혹은 즐거움)을 사라지게 한다.

나는 또한 자기 자신의 집에서 출산하기를 절대적으로 원했던 나의 딸을 기억한다. 예비 어머니들에 대한 그녀의 작은 수업(혹은 강의)에서는 출산 예정일로부터 3주 전에 당신이 집에서 출산할 때 잘못될 수 있는 것을 모두 보여주었다. 당연히 그들은 모두 병원에 간다. 그리고 그녀를 포함하여 그들 중 절반 이상이 제왕절개를 선택한다.

다음 . . . 제왕절개 후에 어머니를 위해 우리가 무엇을 할 수 있는가?

산모 배의 절개는 근육들과 배를 여는 것이다. 그리고 자궁은 또한 전신을 통해 많은 기관이 지나는데 이곳에서는 에너지를 분배하는 과정에서 기능 장애를 야기하는 많은 침술 경락이 지난다. 자궁으로 출산하지 않고 이렇게 산모 배를 절개하면 때때로 여러 해에 걸쳐서 많은 문제가 발생한다.

치료사들은 발생한 문제들이 가능한 한 빨리 해결되기를 원하며 빨리 회복하는 것이 그들 자신과 아기의 부모들에게 행복한 길임을 알고 있다. 테라피스트는 최선을 다해 문제를 해결하도록 노력하면서 아기의 아빠들에게 엄청난 도움이 되는 조언도 하게 된다. 또한 치료사(테라피스트)는 어머니를 도울 수 있는 작은 요령을 아빠들에게 가르칠 수도 있다.

어머니를 위한 치료

- 왼쪽과 오른쪽의 바깥에서 작은 발가락의 발톱 밑에서 시작하라. 여기에서 당신은 방광경을 접촉하라.(족소음 신경_신장 신경과 연결되어 있는) 왼쪽과 오른쪽 사이에 균형을 만들어내라. 약간의 연습을 하면 당신은 경락의 연결이 단절된 곳을 느낄 수 있을 것이다. 쉽고 편하게 호흡하라. ― 당신이 해야 할 것은 이것 말고는 없다. 에너지는 당신을 위해 일을 할 것이다. 즉 당신은 다만 균형의 느낌을 기다리면 되는 것이다.

- 두 번째 작은 발가락 위에 당신의 손가락을 놓아라. 즉 여기에서 당신은 간 경락(족궐음 간경)과 연결될 담낭경락을 발견할 것이다. 마찬가지로 당신은 아무것도 하지 않고 다만 균형을 기다린다. 당신의 손가락이 처음 두 새끼발가락과 연결되고자 한다면 다만 그것들이 원하는 것을 하도록 내버려두어라.

- 엄지발가락과 네 개의 다른 발가락 사이 갈라진 틈새로 가라. 다만 발 위와 힘줄들 사이에서 당신은 위와 연결된 비장 경락을 발견할 것이며 그리고 위와 똑같이 하라.

- 손을 종아리 근육 밑에 놓고. 손가락으로 근육이 뭉쳐진 곳 즉 두개의 종아리 근육이 분리되는 곳을 정확히 더듬어 보면, 바로 발목 위의 다리 바깥쪽에 손바닥들이 닿게 된다는 것을 알게 될 것이다. 그러면 당신은 당신 손의 손바닥이 다만 발목 위의 다리의 외부를 만지고 있음을 알아차릴 것이다. 어머니는 자신의 자궁에서 거대한 휴식(혹은 이완)을 느낄 것이다. 간혹 나는 심지어 발가락으로 이동하기 전에 이것을 시작한다.

- 그리고 나서 당신은 상처 위와 배의 전체 그리고 골반 격막에 근막 릴리즈(이완)를 시도한다. 그리고 필요가 있다고 느끼는 데마다 근막 릴리즈를 시도한다.

마취약의 사용

고통을 전혀 느끼지 못하게 하는 진정제 치료는 오늘날에는 확실히 가능한 것이다. 당신은 "왜 내가 고통을 느껴야 하는가?" 하고 물을 것이다. 그러나 진정제 치료를 하면 아기도 진정될 수 있다는 것은 일반적으로 고려되지 않고 있다. 다만 아기의 새로운 몸은 세상을 향한 설레는 첫 번째 여행에서 약간의 혼란스러움을 느낄 것이다. 첫 번째 세상과의 신호가 진정제로 인한 신호가 되는 것은 결코 반갑지 않은 일일 것이다.

마취약은 산모가 생애 최초의 필드 여행(혹은 견학)에 대한 초대장을 받은 것과 같지만 진정제 때문에 산모의 다리와 팔이 순식간에 움직이지는 않을 것이다. 이것은 앞으로 스트레스를 다루는 데 어려움을 겪을 수 있다는 것을 나에게 분명히 보여주고 있다.

나는 다만 마취약 같은 불법 약물의 사용만을 말하는 게 아니다. 그러나 나는 만약 큰 제약회사들이 아홉 개의 유통업체와 거래를 하고 있다면 놀라지 않을 수 없을 것이다. 이는 내 나름대로 순수하게 추론한 것이다. 말하자면 상식에 근거하고 있으며 내가 알고 있는 과학적·논리적 근거는 전혀 없다. 그래서 제약회사는 나를 고소하지 않는 것이다!

치료

이것은 뇌척수액의 흐름이 극대화됨에 따라 일어난다. 나는 종종 흉선(가슴샘)을 포함한다. 목표는 안개(혹은 흐림, 밝혀지지 않고 어두운)를 찾는 것이다. 그리고 몸으로부터 그것을 제거한다. 완전히 이완(휴식)하라. 이어서 드러나지 않고 숨어 있는 문제의 안개를 찾아라. 그리고 그 안개에 대한 해결방식을 찾아라. 그런 다음에 당신은 두개천골요법으로 뇌척수액과 에너지와 함께 그 새로 발견된 안개의 부분을 선명(혹은 명확)하게 채울 수 있을 것이다.

CHAPTER 8 _ 탄생과 죽음… 동일한가?

탄생과 죽음은 가장 불가사의한 영역이다. 탄생과 죽음은 현실에서 동시에 일어나고 있는, 엄청난 사건이다. 삶과 죽음, 이 둘 사이에서의 삶이란 거의 두 개의 대칭적인 사건이다. 삶의 측면에서 보면 탄생과 죽음은 각각의 이야기를 서로 하나로 연결시킬 만한 좋은 주제다. 왜냐하면 두 사건이 각각 다른 통찰력을 보여줄 수 있기 때문이다.

  그리고 탄생과 죽음은 또한 서로 보완할 수 있다. 영혼은 순수한 에너지로부터 이 에너지가 물질에 함유될 수 있는 형태로 통합하는 데 9개월이 소요된다. 조금은 어려운 얘기지만 말이다. 영혼에도 순수한 에너지가 있다는 사실을 믿게 되면 우리의 삶은 훨씬 풍요로워질 것이라고 믿는다.

또한 어떤 것을 붙들기 위해서는 에너지가 필요하다. 이 라이프 에너지가 소진되면 몸은 영혼의 손잡이를 잃기 시작한다. 그리고 또한 조용하고 안전한 방식으로 진행되는 이 과정도 9개월이 걸릴 것이다. 이러한 놓아버리는(혹은 비우는) 느린 과정에서 깊은 문제들이 표면으로 떠오를 수 있기 때문에 이러한 문제들이 나타나지 않도록 하기 위해서는 또한 많은 에너지가 필요하다는 것이다.

에너지의 존재와 소모를 통해 우리가 왜 나이가 들어가는지를 보여준다. 그래서 우리의 에너지 잠재력이 언제부터 쇠퇴하는지는 매우 중요하다. 우리 인체는 영원히 존재할 수 없으며 영원히 안전한 삶을 향유할 수 없다. 인체의 에너지를 통해 우리 몸에서 발생하는 모든 종류의 결함들을 들여다 볼 수 있다. 인체는 에너지를 통해 자신의 결함을 보여주는 것이다. 이렇듯 놓아버리는 과정은 매일 또 다른 수준에서 일어난다. 이를테면, 우리는 늘 잠을 자게 되는데 이것은 우리의 일상이 되어버린 '작은 죽음'에 지나지 않는다는 점이다. 잠은 작은 죽음과 뭐가 다르겠는가.

삶의 끝에 다가서는 것은 당신의 삶에 있어서 균형과 안정을 만드는, 가장 좋은 시간이다. 그리고 가능한 한 어디서든지 평화를 느끼기 위한 최상의 시간이다. 마지막까지 영혼은 한 번 왔던 곳에서 그 자리로 돌아갈 준비가 되어 있다.

누구나 사는 동안에 몸에 대한 작별 인사를 한 번은 할 수 있다. 그리고 우리는 자기의 분신처럼 똑같은 2세가 탄생한다는 것을 진실로 받아들이고 있다. 곧 어머니가 되는 사람은 그녀 자신의 세포들을 자식에게 만들어 줄 수 있다. 또한 아이의 세포들이 하나의 영혼이 되어 인간의 형태로 오도록 우리는 준비할 수 있는 것이다.

우리가 인체에서 일어나는 다양한 문제들을 인식하지 못하고 또 다양한 문제들이 해결되지 않는다면 매우 불행한 일이다. 따라서 우리는 영혼에 충실할 필요가 있으며 이 영혼은 계속 물질화의 필요성을 느낄 것이다. 우리는 영혼의 존재를 느끼고 만지고 싶어 하며 실질적으로 영혼과 소통하기를 원하고 있다. 왜냐하면 이러한 문제들이 다만 여기에서 해결될 수 있기 때문이다. 당신이 아기들을 얻은 까닭이 바로 여기에 있다. 어떤 영혼들은 심지어 서로에게 충실할 것이며 서로 공유해야 할 것이다. 그리고 여기 지상에서 그들이 공통적으로 강력하게 느끼는 끈끈함에 이끌린 운명적 업보를 해결하고자 할 것이다.

우리의 고객을 우리가 출생했던 상황으로 좀 더 가까이 데리고 갈 때 아이가 태어나던 순간의 기억이 떠오르고 그 상황 속으로 더욱 깊숙이 빠져들게 될 것이다. 아마 당신이 처음 아이를 갖겠다고 결정하는 그 순간까지 떠올릴 것이다. 당신은 현재의 문제를 해결하기 위해 의무적으로 과거로의 여행을 계획할 필요가 있다.

고객은 우리들의 이러한 계획을 공감해야 하고 우리는 충분한 설명을 할 수 있어야 한다. 지금 발생하고 있는 많은 문제를 해결하기 위해 지난 시절의 경험과 기억을 상기하는 데는 어려움이 따를 것이다. 그 경험과 기억 가운데 힘든 상황이 분명 있을 것이기 때문이다.

분명한 것은 당신이 지난 경험과 기억을 떠올리는 과정은 축복이란 점이다. 지난 시절의 숭고한 영혼에 닿는 순간은 진정 하나의 빛의 세계에 닿은 것이라 할만하다. 당신이 닿은 숭고한 당신과 당신 아이의 영혼은 축복스럽게 만나는 것이다. 당신은 자신과 아이와의 사이에서 생긴 어떤 업보를 해결하기 위해 어떤 장애물에도 저항해야 할 필요가 있기 때문이다. 이런 과정을 거치면 당신이나 당신 아이에게 발생한 여러 문제가 해결될 수 있다.

두개천골 테라피스트로서 우리의 훈련 중에 우리는 자궁 안에서 그리고 전 출산 과정에서 우리의 지난 시간과 임신을 다시 경험한다. 그래서 우리는 어떤 문제가 발생하면 그것을 탐구할 수 있다. 우리의 고객들에게 필요하다면 우리는 문제가 유사하게 처음 시작되었던 시간으로 그것들을 되돌려 놓는다. 그것들은 빠르면 다시 임신이 될 수 있다.

CHAPTER 9 _ 중력 : 도둑맞은 비밀!

모든 출산에 중력이 작용하고 있다. 그런데 이러한 중력은 아이한테 생애의 방향을 제시하는 데 커다란 도움이 된다. 아이가 태어날 때 인체 세포들은 스스로 이러한 지혜를 사용하고 신뢰한다. 아이는 태어날 때 자신의 생애를 무난히 살아갈 수 있도록 출산이 올바르게 진행되고 있는지 잠재적으로 알고 있다. 아이가 접하는 이러한 본능적인 느낌은 엄청난 것이다. 당신의 전 생애를 통해 당신은 출산의 과정에서 이 출산이 올바르게 이루어지고 있는지를 중력으로부터 느낄 수가 있다. 즉 아이는 자연분만을 하고 있는지 제왕절개를 하고 있는지 중력을 통해 잠재적으로 느끼고 있다는 말이다.

옛날의 왕실에서는 산모들 뒤에 산파나 지체 높은 어른들이 바로 등 뒤에 함께 있었다. 전통적으로 이러한 문화는 자연분만을 힘들게 하는 요인이 있다. 모든 동물의 왕국에서는 인간 세상처럼 자연분만으로 새끼를 낳았다. 결국 동물의 왕국에서는 힘이 센 수컷이 자신의 유전자를 잉태시키고 암컷은 결국 자연분만을 하게 된다. 자연분만으로 인해 새끼에게 느껴지는 중력이란 바로 동물들 세계에서 중력이 정의라는 말과 통하게 된다.

우리 인간의 출산에 있어서 남성은 특별히 우리가 사는 객실의 주인처럼 군림해 왔다. 즉 남성들은 인간의 출산에 상당한 간섭을 해왔다는 말이다. 여자가 출산을 하는데 산과 의사들이 남성이었다. 남성인 산과 의사들은 힘 있는 '현명한 부인'들에 의해 출산 의례들을 적용 받을 것을 강요당했다. 특히 성적으로 음란한 계층이나 사제들에 의해 시행된 출산 의례들은 남성 산파들을 곤혹스럽게 했다. 따라서 남성 의사들은 모든 어머니가 등 뒤에 있어야 하는 것으로 결정했다. 산파의 뒤에서 무슨 일이 일어나고 있는지 잘 살펴볼 수 있도록 한 것이다.

자연분만과 제왕절개 사이에서 아이들은 본능적으로 자연분만에 따른 중력을 자연스럽게 느끼게 된다. 이 두 과정에 따른 불필요한 싸움을 경험한 아이들은 자연적으로 자연분만에 따른 중력을 원하고 있는 것이다. 두개천골 테크닉에서는 자연분만이든 제왕절개든 두개천골요법 시행을 통해 아이들로 하여금 중력의 도움을 받게 할 수 있다. 어떤 경우이든 아이들이 신체적으로나 정신적으로 거대한 도약을 할 수 있게 하는 것이다.

치료

척추를 스트레칭하는 것으로 시작하라. 머리에서는 너무 무거운 느낌을 받기 시작할 것이다. 이른 바 아이에게 시도한 두개천골은 아이로 하여금 중력을 찾고 따르도록 유도할 것이다. 다시 말해 이 것은 오직 자연스러운 현상이다. CST는 새로운 환경에 협력자라 할 수 있다.

머리를 아래로 향하게 하여 자연적인 휴식을 취하도록 시작하라. 이 휴식을 충분히 흡수할 시간을 가져라. 어떤 이완이나 풀림 현상이 일어날지라도 다만 그렇게 따르라. 나중에 환추(혹은 제1경추)/ 후두골과 두개골 테크닉을 실시하라.

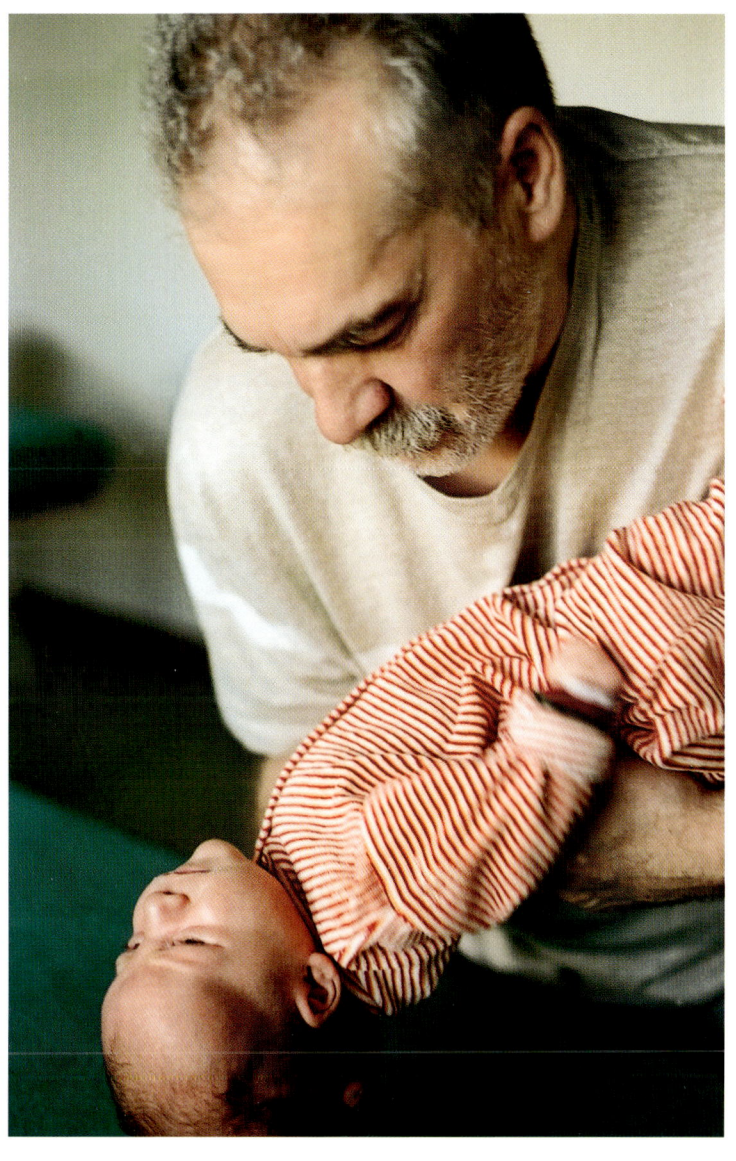

SERIES 3 _ 손상을 회복하기 위한 출산의 재체험

아이는 혼자서는 서먹함과 부끄러움이 있기 때문에 나는 치료 테이블에 함께 있을 수 있도록 어머니를 아이와 동시에 초대했다. 이때, 어머니의 긴장이 완화될수록 우리가 아이에 대한 치료를 쉽게 시작할 수 있다. 내가 아이에게 CST를 시도하자마자 아이는 먼저 세포기억에 들어갔다. 어머니가 아이 옆에서 긴장을 완화하면 내가 아이를 치유하는 데 훨씬 쉽게 접근할 수 있다는 것을 깨닫기 전에 아이는 세포 기억에 들어갔다.

나의 에너지와 촉감을 통해 아이의 몸은 친밀함을 찾고 있었고 이런 본능적인 과정이 아이를 나로 하여금 기어오도록 했다. 이런 모든 자연스런 과정을 인체에 중력이 작용하는 과정이라 설명할 수 있다. 아이는 지금 아무런 문제없이 중력을 떠맡고 있는 것이다. 나는 아이가 중력을 맘껏 떠맡도록 내버려두었다. 아이의 전 출산 과정을 재현할 수 있도록 나의 손과 몸을 사용했다. 이런 과정을 통해 아이의 손상된 부분이 회복된다.

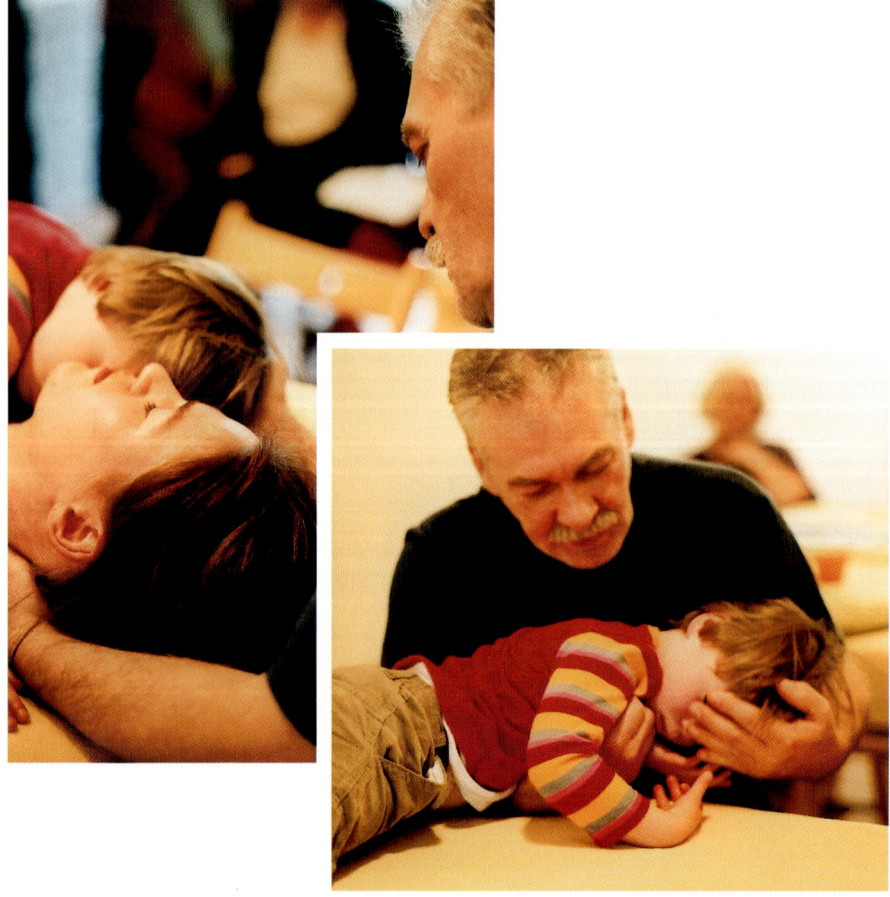

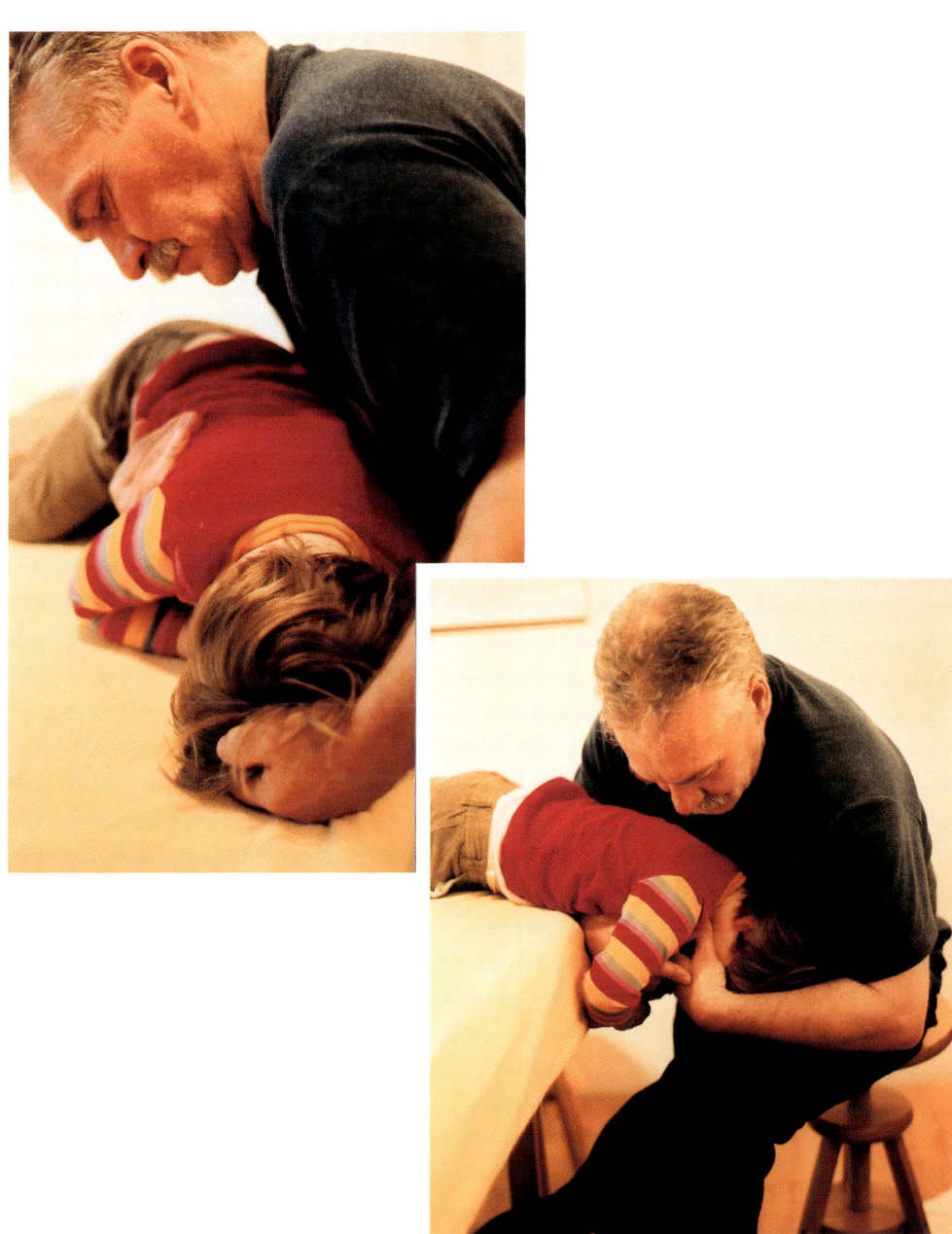

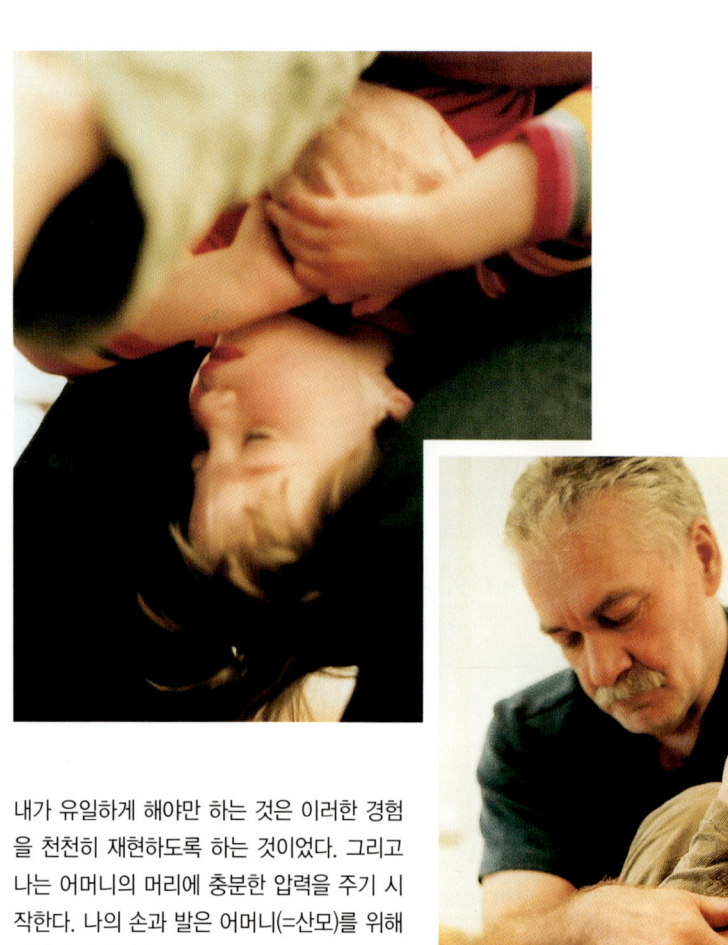

내가 유일하게 해야만 하는 것은 이러한 경험을 천천히 재현하도록 하는 것이었다. 그리고 나는 어머니의 머리에 충분한 압력을 주기 시작한다. 나의 손과 발은 어머니(=산모)를 위해 적절히 움직이며 CST를 시도할 것이다. 나는 어머니가 옛날에 아이를 낳을 당시의 상황으로 빠져들 수 있도록 충분한 테크닉을 시도할 것이다.

나는 어머니를 다리로 지지하여 충분히 출생 상황에 빠져들도록 유도했다. 간혹 몸을 반대로 눕혀 이런 제스처를 취하도록 한다. 어머니는 나의 다리 사이에서 자신의 아이가 태어나고 있는 상황을 느낄 수 있을 것이다. 아이가 나의 다리 사이에서 다시 태어나고 있는 경험을 하고 있는 것이다. 이때, 나는 어머니에게 마루에 있는 자신의 딸을 잡아줄 것을 요청할 수 있다.

이러한 풀림(혹은 이완)은 제왕절개로 태어난 아이들에게 특별히 도움이 되는데 그 아이들은 완전히 어떤 질병으로 유형화되지 않았으며(멍청해진 혹은 매우 이상한 아이들) 또한 학습하는 데 어려움을 겪는 아이들(학습장애)과 집중을 잘 하지 못하는 아이들(집중력 장애)처럼 유형화되지 않은 것이다.

CST의 특별한 과정 중에서 SER은 세포의 기억을 불러오는 테크닉이다. 과거의 기억 중에 상처가 되는 기억 혹은 트라우마가 되는 기억은 이런 SER 기법을 통해 해결할 수 있는데 과거의 기억이 각인되어 해결되지 않고 남아 있는 경험을 향한 시간으로의 여행이라 할 수 있다. 모든 것은 소생하며 몸속에 각인된 모든 것은 불러올 수 있다. 세포는 몸속의 일을 기억하고 있는데 어린이(혹은 아기)가 마치 꿈을 꾸고 있는 것처럼 말이다.

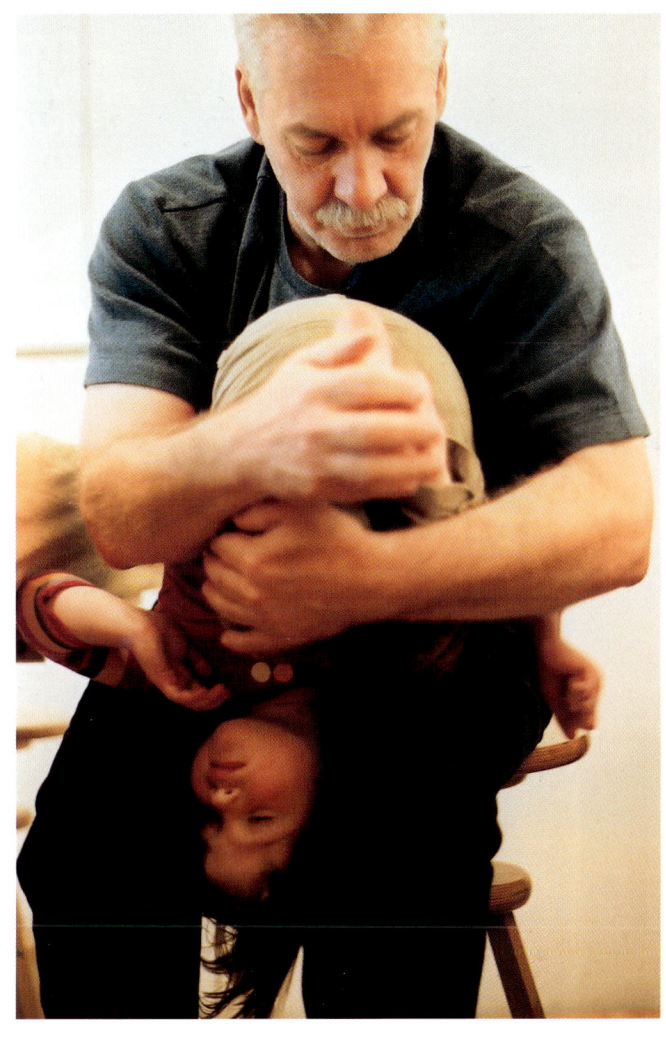

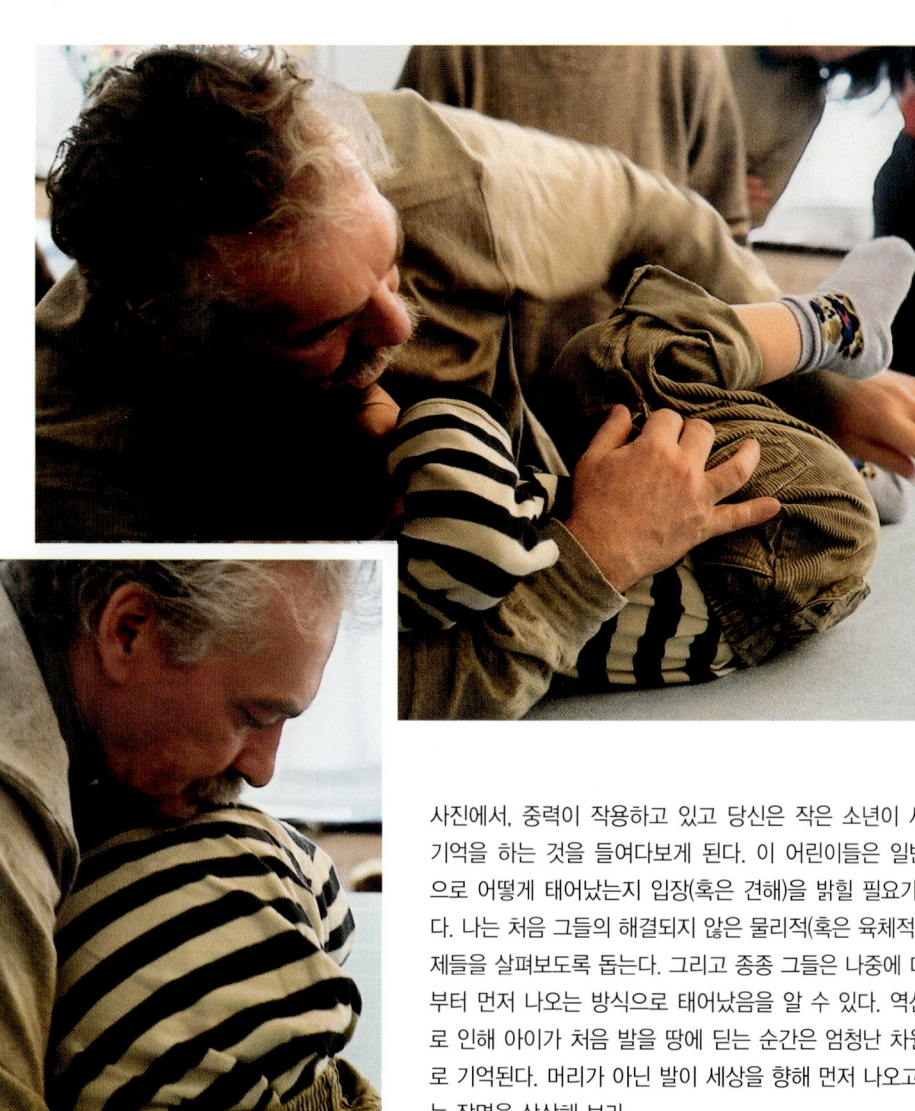

사진에서, 중력이 작용하고 있고 당신은 작은 소년이 세포 기억을 하는 것을 들여다보게 된다. 이 어린이들은 일반적으로 어떻게 태어났는지 입장(혹은 견해)을 밝힐 필요가 있다. 나는 처음 그들의 해결되지 않은 물리적(혹은 육체적) 문제들을 살펴보도록 돕는다. 그리고 종종 그들은 나중에 머리부터 먼저 나오는 방식으로 태어났음을 알 수 있다. 역산으로 인해 아이가 처음 발을 땅에 딛는 순간은 엄청난 차원으로 기억된다. 머리가 아닌 발이 세상을 향해 먼저 나오고 있는 장면을 상상해 보라.

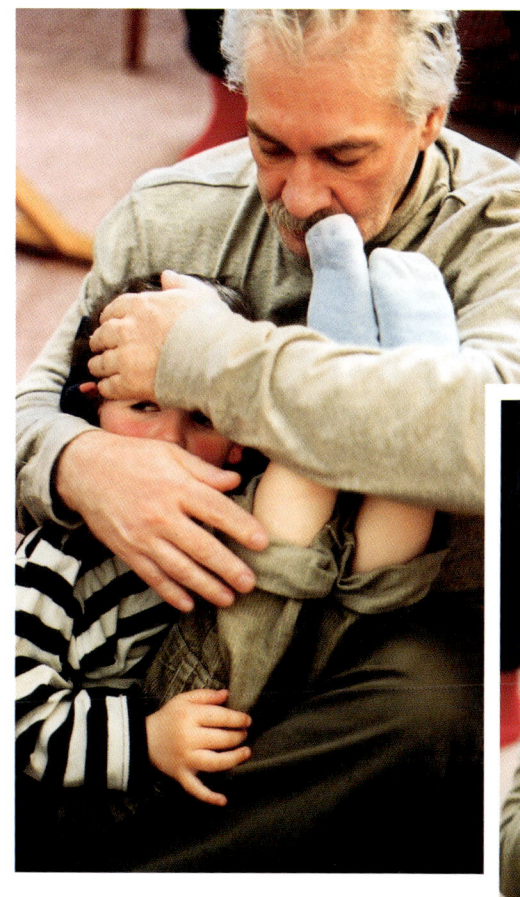

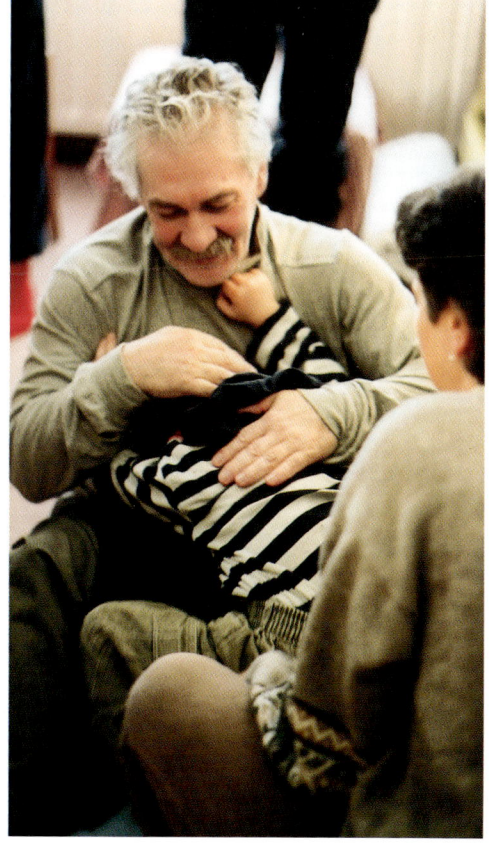

일부 아이들은 태어나기 위해 가장 어려운 방법, 즉 역산(逆産 : 아이를 거꾸로 낳음)을 선택한다. 어머니가 미리 이것을 안다면 그녀는 태중의 아이들에게 돌아보라고 요청할 수 있다. 어머니와 태중의 아이들 사이에서 커뮤니케이션은 간혹 자연스럽게 진행된다. 그렇지 않다면 우리는 우리의 세션을 통해서 어머니와 아이의 커뮤니케이션이 자연스럽게 진행될 수 있도록 어머니를 도울 수 있다. 거기에는 또한 아이의 위치를 바꾸도록 도울 수 있는 경혈*도 있다. 9개월이 시작되기 전에 이것을 한다면 그것은 성공할 수 있는 좋은 기회를 가지는 것이다.

훌륭한 지압 개업 의사, 침술사 혹은 발 반사요법사는 도울 수 있어야 한다. 방광 67개 경혈이 활성화되면(작은 발가락의 바깥에서, 손톱의 밑에서) 아기는 거꾸로 누운 몸을 돌릴 것이다.(양쪽) 아기가 마지막으로 위치 바꾸기를 해야 할 때 규칙적으로 지압하고 혹은 작은 발가락의 한 곳을 가열하도록 충고할 수 있다.

정기적으로 또는 사소한 부분에 대해 정기적으로 조치를 취하는 것이 바람직하다. 아기가 마지막 반환점을 돌아야 할 때다.

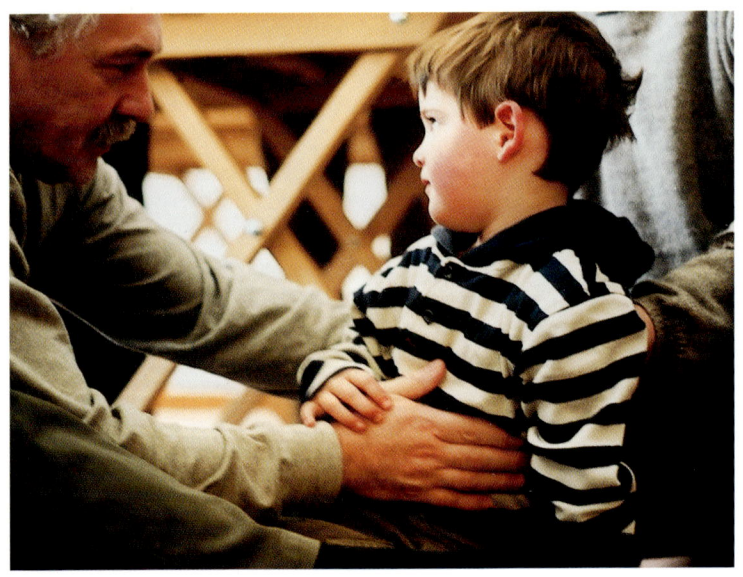

---

* 경혈 : 방광 61 경혈을 열어 전체 재생산 영역을 열어라. 3음 3양(음양오행의 음과 양) 이후에 열어라. (비장-췌장 6과 담낭 39) 3음의 순서는 대개 소음-태음-궐음, 3양의 순서는 대개 소양-양명-태양이라는 것을 참고하기 바란다.

CHAPTER 10 _ 당신의 첫인상과 당신의 세계

임신 기간과 출산 중에 뿌리를 내리는 무의식적 감정들 :

● 간혹 부인이 임신이란 걸 알았을 때 첫 번째로 느끼게 되는 반응은 공포(혹은 당황)다. 그리고 임신임을 알고 "그것은 모두 내 잘못인가?"라고 한탄하면 뱃속의 아이는 이런 감정을 여과 없이 느낄 수 있다.

● 자궁 내 출산에서 공간이 협소하면 많은 문제가 발생한다. 산모는 편안할지 모르지만 무서운 세계가 아이를 기다리고 있기 때문이다. 엄마의 뱃속에서 빠져나온 아이는 많은 위험 요소와 대항할 운명에 놓이게 되는 것이다. 뱃속에서 완전히 바깥 세상으로의 탈출은 결국 앞에서 말한 갑작스런 중력의 문제와 맞닥뜨리게 된다.

● 임신한 부인은 아주 친한 사람과 함께 있을 때에 더욱 많은 상처를 받을 수도 있다. 친한 사람이 하는 말로 인해 받는 상처는 또한 태아에게 똑같이 전해질 수도 있다.

이 사례의 주인공은 내 학생들 중 하나다. 그녀는 아이였을 때 항상 자궁의 벽을 만지면서 어머니의 고통과 분노를 느낄 수 있었기 때문에 자궁 안에서 이동하는 것을 두려워했다. 아이는 어머니가 임신을 끝냈을 때 정말로 얼어붙었다. 아이는 잠재적으로 태아일 때 어머니 뱃속에서의 일이나 자신이 어머니의 뱃속에서 처음 잉태되던 순간의 일들을 기억할 수 있다는 점을 알아야 한다.

● 아이는 일단 믿음과 신뢰를 넘어서 압박받고 있었고 당혹스럽게도 아기 머리 주위에는 겸자가 있었다. 아기가 말 그대로 새로운 차원으로 잡아당겨졌기 때문에 새로운 환경들이 항상 아기를 위협하고 있었다.

● 스트레스는 아기가 새로운 세계로 나오고자 할 때처럼 아기를 얼어붙게 만들었지만 황당하게도 마취제 때문에 아기는 더욱 얼어붙게 되었던 것이다.

● 이러한 또 다른 흡입 컵(부항)이 아기의 머리에 쓰여 있을지도 모른다. 이렇듯 이상한 출산 과정은 아이에게 다시 고통과 혼동을 줄지도 모른다. 출산 시의 다양한 관

행이 행해지므로 이로 인해 똑같은 고통과 재앙이 반복될 수 있다.

아이들은 우리에 대한 첫인상을 가지게 된다. 아이들이 대체로 갖게 되는 감정적 행동 양식의 기초는 눈의 뒤에서 발생한다. 인간은 바로 우리의 눈 뒤에 두 개의 아몬드 모양의 기관을 가지고 있다. 이 기관이 바로 편도선인데 감정의 눈이라 할 수 있다. 이것들이 레이더처럼 일하고 모든 위험을 추적한다. 그리고 아마 생명을 위협하는 감정적 에너지들* 역시 추적한다. 편도선이 경고를 보내는 방식은 스트레스 호르몬 방출을 활성화한다는 것이다. 감정적 에너지들에 우리가 태아일 때 성공적으로 반응했다면 우리는 이러한 기억들을 가장 원시적인 메모리 저장소에 저장했을 것이다. 즉 해마에 의해 나중에 추가로 사용되도록 저장될 것이다.

당신의 형제가 항상 당신을 꼬집거나 또 다른 방식으로 당신을 괴롭히려 한다면 당신은 당신의 어머니를 오게 하여 절규하려 할 것이다. 그러면 어머니는 와서 당신의 형제를 꾸짖을 것이다. 이런 과정이 몇 번 일어난다면 당신의 시스템은 위기에 처하는 것처럼 당신 형제의 에너지를 인식하기 시작할 것이다. 그리고 형제가 당신을 괴롭히려고 행동하려는 조짐을 느낄 때마다 당신에게서 스트레스 호르몬이 방출될 것이다.

그래서 당신은 어머니에게 도와달라고 외치고 전화까지 하기 시작한다. 당신의 어머니가 이웃에 없다면, 당신의 시스템은 당신의 형제가 가까이 오고 있음을 느낄 때마다 똑같은 스트레스 호르몬을 방출할 것이다. 심지어 어른이 된 현재까지도 말이다. 당신의 몸이 이러한 나쁜 에너지의 기억들과 같이 망가지고 있을 때 해마는 스트레스 호르몬의 생산을 멈출 수 있는 신호를 제공해야 한다.

우리는 하나의 위협적인 상황에 대해 총체적으로 대응하는 방법을 배운다. 그리고 미래에 일어날 수 있는 똑같은 종류의 모든 상황과 더불어 우리는 가까이에, 다시금 우리의 안전이 보장되어 있음을 확인할 수 있도록 즉각적으로 대응하면서 이미 경험을 통해서 만들어진(기성복처럼) 준비를 해야 한다.

---

* 당신은 다니엘 골맨의 책, 『감성지능』(런던 : 블룸즈버리 출판사, 1996)에서 하나의 완전한 설명을 찾을 수 있다.

편도선과 해마는 거의 우리 머리의 중앙에 살고 있다. 그러므로 작업을 하며 수축하는 동안 거대한 압력을 흡수한다. 그렇지 않으면 흡입 컵의 사용에 의해 난민처럼 추방될 수 있다. 이러한 경험들을 통해 우리는 이러한 스트레스 요소들이 종종 극도로 과중되어 있는지 확실하게 보여줄 필요가 있다.

치료

아기에 대한 기본적 해답은 산모의 심장의 고동 소리, 혈액의 분출력 그리고 기관(장기)들이 만들어내는 소리에 달려 있다. 인위적으로 만들어지고 교육된 그 말들이 아니라 어머니로부터 앞에 언급한 고동 소리, 혈액 소리, 장기의 움직임 소리 등과 이런 소리들이 보여주는 의도를 통해 아이는 새로운 삶과의 통로를 연결하게 되는 것이다. 그래서 테라피스트로서 부드럽고 쉬운 단어들과 소리들을 만드는 동안 당신의 접촉을 부드럽게 보여줄 필요가 있다(혹은 선보인다). 나는 바보에게 말하는 것이 아니고 하나의 영혼에게 말하고 있기 때문에 소위 '아기 언어'를 결코 사용하지 않는다. 아기도 똑똑한 하나의 인격체란 가정 하에 치졸한 '아기 언어'를 사용하지 않고 쉽고 부드럽고 사랑스런 단어를 사용한다. 이런 책임의식을 가지고 당신의 의도와 당신의 몸 전체를 통해 당신이 하고자 하는 것을 아이한테 전달(의사소통)하라. 아이들은 아마 뱃속에서 테라피스트의 도움을 받게 되기를 기대하고 있을 것이다. 당신은 또한 진심으로 아이들을 돕고 싶다는 것을 아이들에게 전달하고 산모에게도 진심을 제대로 보여주자.

이것은 내가 바로 테라피스트로서 사랑이 되는 순간이다.

나의 아내가 우리의 새로운 손자들 중 하나에게 말하는 것을 내가 들었을 때, 나는 정말로 바이블(성경)의 시작을 이해하게 되었다 : "태초에 말씀이 있었다. 그리고 그 말이 빛이 되었다."

이런 방식으로 화합하고 소통이 회복된 이후, 당신이 아기로부터 접촉할 수 있도록 허락을 받아낸다면 이것을 통해 당신과 눈을 접촉할 수도 있을 것이다.*

---

* 연구(혹은 조사)를 하던 중에 신생아들의 뇌가 전극을 통해 컴퓨터에 연결되었다. 매번 연구자 혹은 어머니는 정말로 아기들의 눈 속을 보았으며 과학적 기구들은 최대의 두뇌 능력을 보여주었다. 그리고 사람이 눈길을 돌릴 때마다 기구들이 멈추어버렸다. 연구(혹은 조사)는 또한 신생아들이 눈을 접촉하고 만지고 혹은 느리고 친숙한 소리를 내는 것과 같이 자극 받을 때(흥분되거나 활성화되었을 때) 뉴런(신경세포)들은 성장했다. 우리는 또한 뉴런들의 성장을 예방하고 죽일 수 있는 방법을 알았는데 아기가 실험(혹은 체험)하고자 하는 모든 것에 '아니오'라고 말하고 혹은 아이가 새로운 경험을 조사(혹은 시도)하고자 할 때마다 '조심해'라고 말하는 것처럼 다만 부정적인 명령을 제공함으로써 우리가 신경들 특히 진진두피질의 신경들의 성장을 또한 예방하는 방법과 없애는 방법을 알았다는 것이다.

● 다만 지옥 같은 고통을 경험한 아기는 당신이 어머니로부터 허락을 받아내기 전에 먼저 어머니와 더불어 화합을 다시 경험해야만 할 것이다. 아닌 것은 아닌 것이다. 약간 우회적인 트릭(속임수)인 이러한 '아니오'는 어머니를 먼저 치료하기 위한 것이다. 앞에 언급했던 것처럼, 어머니들의 마음속은 걱정으로 가득 차 있다. 즉, 자신들보다 아기에 대한 걱정부터 하는 것이다. 이러한 경우 어머니에 대한 하나의 치료는 그녀에게 거대한 차이를 만들어줄 것이다. 그리고 작은 트릭은 두 가지 방식을 사용한다. 이런 방식의 사용으로 어머니는 휴식에 들어가고 아기는 더욱 조용하게 될 것이다. 그러면 나는 하나의 화합의 과정으로서 어머니와 아기의 치료에 내 관심을 확장할 것이다. 그리고 심지어 아기(멀리 떨어져 있을지라도)를 만지기 시작하고 그 후에는 물리적으로도 만지기 시작할 것이다.

● 아이에게 직접 천천히 말하라. 부모에게 뭔가를 물어봐야 한다면 아기에게 먼저 말하라. 그리고 부모에게 말하기 전에 대답을 줄 때까지 진득하게 기다려라(!). 아기에게도 듣고 이해할 시간을 주어라 --- 그리고 아기의 응답을 기다려라! 아기들은 시간을 초월한 공간에서 왔다는 것을 결코 잊지 마라. 그리고 당신이 요청하는 모든 질문에 대해 아기들이 새로운 신경회로들을 만들어야만 한다는 것을 반드시 기억하라.

● EV4 확장 테크닉은 사랑의 동등함이다. 다시 말해 당신은 생명에너지를 위해 그것을 가득 채우도록 순서대로 시스템을 확장한다. 이것은 특별히 깊은 트라우마의 경우에 가치와 효과가 있다.

● 당신의 손가락들이 당신에게 어떤 방식을 스스로 보여줄 수 있도록 하자. 즉 당신의 손을 이끌도록 당신의 몸이 당신의 에너지를 사용할 때까지 아무것도 하지 마라.

● 당신의 몸은 아기의 뼈들을 위한 가이드다. 간혹 당신은 뼈들에게 그것들이 어디에 위치하고 있는지를 보여주어야 하며 어떤 기능을 수행해야 하는지도 인식할 수 있도록 해주어야 한다. 즉 거기에는 어떤 장벽도 아직 없는 상태로 무균실의 진공 상태와도 같다. 그래서 당신은 모든 뼈에 자기 기능의 작업을 어디에서 최대한 이행할 수 있는지 정확히 보여주고 인식시킬 필요가 있다. 위 테크닉을 통해 스스로 이를

수행할 수 있도록 하는 것이다.

● 삶은 세 가지 기본 의도를 가지고 있다. 즉 공간을 만들기 위한 힘과 공간의 관계, 이를테면 공간을 확보할 수 있는 힘의 작용이 먼저 필요하다는 것이 첫 번째 의도이고, 둘째는 이렇게 힘을 통해 공간을 확보한 상태가 됨으로써 자신을 인식할 수 있다는 것이며, 셋째로 화합을 유도하고 화합에 이를 수 있도록 하는 것이다. 즉 화합으로의 복귀라 할 수 있다. 삶은 이러한 세 가지 의도를 지닌다고 본다.

CHAPTER 11 _ 예비 어머니들을 위한 이상적 준비는 무엇인가?

당신이 산모들에게 가장 기본적으로 해 줄 수 있는 것은 척색(후에 척추동물의 척추 일부가 되며 척추의 충격을 완화시키는 역할을 하는 부위)과도 같이 중요하다. 이것은 반드시 필요한 유연성이나 완충 작용 같은 것이다. 즉 달리 말하자면, 우리는 경막관 안쪽으로부터 산모의 중심축이 바르고 안정적으로 될 수 있도록 다시 테라피를 시작할 것이다.

우리가 산모의 모든 세포를 치료하는 동안, 모든 것이 사실상 정렬되는 상황이 될 것이다. 이처럼 매우 깊은 공간으로부터 발생하는 힘을 통해서 산모에게 필요한 깊은 지식의 통로를 연결하고자 하는 것이다. 그런 목표를 통해 우리가 CST를 하는 동안 나타날 수 있는 우리에 대한 산모의 부정적인 인식을 완화하게 될 것이다. 우리가 두개천골 테라피 즉 CST를 세션하는 동안 어머니를 동참하게 하는 까닭 역시 어머니와 아이에게 하나의 자연스런 동맹(혹은 동지, 협력)관계를 제공하려 하기 때문이다. 따라서 CST 테라피를 돕는 사람들은 부모이든 다른 보호자든 누구나 이러한 대부분의 자연적 리듬을 느낄 수 있을 것이다. 다시 말해서 이렇게 느끼는 자연적 리듬을 통해 언제 잡아당기고 언제 기다려야 하는지를 자연스럽게 말해 줄 수 있을 것이다. 테라피스트와 CST를 받는 당사자와 보호자가 함께 소통하면 CST는 더욱 놀라운 효능을 가져올 수 있다.

치료

- 모두 두개천골 테크닉을 알고 있다. 그러나 주로 세 가지 압착 위치만 알고 있을 뿐이다. (환추/후두골, 후두골/접형골, 그리고 L5(요추 5번) S1(천추 1번))

- 자궁을 릴리즈하고 확장하기 위한 테크닉을 실시하기 위해 몸의 각 부위가 충분한 공간을 확보해야 한다. 그래야만 자궁의 확장을 쉽게 유도할 수 있다. 그리고 특별히 호흡 횡격막에 많은 관심을 가져라.

- 모든 깊은 조직과 근막 테크닉들(골반 주위)

- 어머니는 이상적이며 안정적인 상태에서 두개천골 테라피스트에 의해 출산 전후에 치료받게 될 것이다. 그리고 기본적인 두개천골 테라피 테크닉을 배우는 데 충분한 시간과 공간이 있다면 그녀는 제왕절개 등 비정상적 출산으로 인해 겪게 될 여러 위기에서 벗어날 수 있을 것이다. 산모와 아이들은 안전함과 편안함을 도둑맞은 비정상적 출산 의례들로부터 벗어나서 자유로운 선택을 할 수 있을 것이다.

두개천골 코스 중에 우리는 임산부들을 대상으로 강의를 했다. 서더랜드의 병변(혹은 손상)으로 의심되는 사례를 찾으려고 실시한 우리의 추가 교육의 하나를 통해서 우리는 심지어 언제 어느 때나 출산 준비가 되어 있는 어느 사람을 만났다. 그녀는 항상 자신의 아기와 함께 접촉했고 완벽한 안전함을 느꼈다. 말할 필요도 없이, 이러한 안전은 규칙적인 두개천골 치료에서 일어났다. 교육을 진행한 지 정확히 일주일 뒤에 그녀의 아기는 매우 조용히(혹은 얌전하게) 태어났다. 두개천골요법은 산모의 출산 과정에서도 특별한 효과를 보여주고 있다.

CHAPTER 12 _ 아버지를 위한 과제는 거기에 있는가?

정자의 머리에서 DNA가 이동한 뒤에는 아버지가 아기 창조(만들기)와 관한 어떠한 역할을 하지 않는다. 정자는 물리적으로 난자를 만나는 순간 정자의 역할을 다한 것이다. 어머니의 아기집에서는 세포분열에 의해 아기 세포를 만들 것이다. 그 이후, 어머니는 그녀가 생산한 우유를 가지고 아기를 양육할 것이다. 어머니에게 아이는 하나의 인격체로서 인식되고 아이가 어떤 유전자를 지니고 어떤 호르몬의 영향을 받든 신경 쓰지 않고 오직 감사하는 마음으로 바라볼 따름이다.

우리 남자들은 아내들을 지원하며 음식을 제공하고 안전(혹은 보안)을 보장할 수 있다. 하나의 이상적 세계에서 보면 임신은 하나의 호르몬 수준에서 어머니를 위한 하나의 이상적 세계다. 그리고 앞서 말했듯이 남자는 자신이 실행할 수 있는 여러 가지 방법을 동원하여 아내(어머니)에게 먹이는 한편, 그녀에게 필요한 안전을 제공할 것이다. 그래서 아내가 완전한 아이를 만들도록 전적으로 자신을 바칠 수가 있다.

남편은 열정, 부드러움 그리고 사랑을 통해서 아내가 어머니의 정신과 몸을 온전히 가질 수 있도록 최선을 다해 아내를 보살필 것이다. 아이가 만들어지고 성장할 수 있는 이 작은 아내의 몸을 최적으로 형성하는 일이야말로 지구상에서 가장 자연스럽고 소중한 일이 될 것이다. 어머니의 몸속에 사랑스러운 아이가 깃들도록 하는 데 유일한 해결책이 바로 남자들이 열정, 부드러움, 사랑으로 아내 즉 아이의 어머니를 보살피는 것이다.

아버지가 자신의 의지에 따라 이 역할을 수행하는 경우 거기에서 그를 보호하는 깊은 호르몬의 감정을 불러일으킨다는 것은 흥미롭다. 즉 아버지는 대저택의 영주(주인)가 태어날 것을 기대하고 축복하게 된다. 이런 과정을 통한 결실은 아버지와 아이에게 똑같이 성취감을 부여하는 것이다. 부모와 자식의 삶은 똑같이 무엇을 성취하고 결실을 거두려고 한다. 자신들의 삶을 무엇으로 가득 채우려고 하는 것이다. 따라서 이렇게 하여 인간의 진화는 보장된다는 점이다. 이것이 인간의 미래에 대해 무한한 가능성을 지닌다는 것을 극적으로 보여준다.

어머니와 아버지 사이에서 발생하는 다툼이나 갈등은 항상 정상적 호르몬에 의해 나타날 수 있는 상태를 무너지게 하리라는 것은 분명하다. 다툼이나 갈등이 호르몬을 방해하기 때문이다. 이것은 어머니, 아버지 그리고 아이로 하여금 화합하도록 하는 모든 가능성에 있어서 혼란과 침체를 야기하는 요인이 된다.

어떤 부모들은 이런 문제에 대한 치료를 제안하면 치료상의 간섭을 완고하게 피하려고 한다. 치료사가 트라우마를 치료하기 위해 자신들에게 간섭하는 것을 싫어한다는 말이다. 부모들의 이러한 태도는 결국 그들의 문제 즉 노이로제(혹은 신경증)를 무의식적으로 아이들에게 물려주게 되는 것이다. 우리는 다양한 경험을 통해 부모들의 회피가 신경증을 아이에게 분명히 물려주는 것임을 확고히 전망하고 있다.

체성감성 외상 릴리즈(SETR : somato emotional trauma release)에서 우리는 예비 어머니 혹은 예비 아버지와 함께 임신을 방해하고 파괴하는 것이 무엇인지 조사할 수 있다. 우리는 그들의 트라우마와 고통 혹은 어려움을 객관적으로 살펴볼 수 있고, 세션이 진행되는 도중에 그들에게 "이 응답은 이 순간에 유효합니까? 우리는 이 응답을 바꿀 수 있습니까?" 그렇지 않다면 "그것을 바꾸기 위해 무엇이 필요합니까?"와 같이 질문과 대답을 하며 대응할 수 있다. 즉 우리는 예비 부모들과 세션을 하며 충분한 의사소통을 하게 되는 것이다.

이러한 방식으로 우리는 고객의 문제가 무엇인지 이끌어낼 수 있으며 또한 오래전에 몸에 흡입된 트라우마를 풀기 위한 방식을 찾을 수 있다. 치료하는 동안 SETR과 함께 우리는 세포 기억들에 관한 것을 고객과 함께 말할 수도 있다. 우리 몸에서 과거에 일어났던 일을 몸의 세포가 기억하고 있는데 세션을 하다 보면 세포의 조직이 과거 자신이 잊고 있었던 것까지 기억하고 있다는 것을 알게 된다.

고객에 더하여 이러한 해결되지 않은 기억들이 말을 하고 있으며 우리는 이러한 기억들을 이끌어내기 위해 최선을 다한다. 이렇게 풀리지 않은 기억들은 결국 해결될 수 있을 것이라 믿는데 이렇게 잠재적인 기억들을 불러오는 과정을 통해 당시의 상황들을 재현하게 됨으로써 문제를 해결하게 되는 놀라운 과정이기도 하다.

임신을 하고자 하는 모든 여성이 임신 준비를 잘 하고 있는 것은 아니다.

리에브는 임신을 원했지만 그것이 불가능했다. 치료를 하는 중에 우리는 곧 그녀가 어린 시절에 겪었던 일을 하나 발견하였는데 그녀의 심장보호기*를 확신했다. 그 심장보호기의 부착으로 인해 그녀는 심장의 완전한 상태(혹은 무결점)를 위협받고 있었다.

이러한 위험을 피하기 위해 그녀의 몸 주위로 뻗게 되는 단단한 조임 장치인 심장보호 장치가 안전벨트처럼 설치되었다. 그 어떤 것도 이 장치 때문에 안에서 허용되지 않았고 거의 어떤 것도 자유롭게 움직이거나 도망칠 수 없었다.

우리가 어린 시절에는 심장이 정말로 허약하다. 이때 심장보호기를 부착한다면 심장의 완전함을 보장할 것이다. 그러나 우리는 결코 심장보호기에 고마워하지 않는다. 우리는 "고맙습니다. 나는 살아 있고 나는 지금 내 자신의 발 위에 설 수 있습니다."라고 말하지 않는다.

또한 "나는 어른이고 내 자신이 결정을 합니다. 그리고 나는 나를 키운 사람들에게 더 이상 의존하지 않습니다. 그래서 나를 조금 자유롭게 두십시오."라는 말도 결코 하지 않는다. 심장의 존재에 대한 인식 자체를 하지 않으려고 한다. 아니 심장은 본능적으로 내 몸 속에 존재했던 것이라고 여긴다. 따라서 심장보호기의 존재를 의식하지 않고 심장으로 인해 자신이 부여받고 있는 행운이나 좋은 감정 따위 등을 의식할 필요조차 없는 것이다.

당신이 의사소통을 하지 않는다면, 이 심장보호기는 하나의 동력화된 고정벨트(혹은 안

---

* 심장보호기(심막 혹은 심낭)는 질긴 근막으로 만들어진 몸의 막이며, 그 근막은 심장 주위에 놓여 있고 자체적인 경락을 지니고 있다. 호흡기 횡격막 끝에 가슴의 중앙에 놓여 있다. 그것은 자궁 내에서 아주 일찍 심장을 위한 하나의 감정 보호자로서 작업을 시작한다.

전벨트)처럼 남을 것이다. 그리고 이러한 소통의 부재로 인해 당신은 보고 느껴야 하는 사랑을 보지 못하고 느끼지 못하게 된다. 결국 이것은 사랑을 자유롭게 받는 것마저 결국 불가능하게 할지도 모른다. 우리는 다른 도우미들에게 당신의 몸에서 자란 당신의 심장보호기를 보여줄 수도 있다. 당신의 목소리, 당신의 맑은 눈동자의 힘처럼 아주 자연스럽게 보여줄 수 있다.

심장보호기는 심장을 결점 없이 보호하는 것을 결코 멈추지 않을 것이다. 따라서 항상 위기에 처해 있을 수 있음을 잊지 마라. 당신의 보호자가 이해하고 긴장을 풀어주면 당신의 심장은 마침내 편안해질 수 있다. 다시 말해 그렇게 함으로써 결국 당신은 안전하게 머물 수 있을 것이다. 왜냐하면 심장보호기가 새 도우미를 만나서도 보호기의 열고 닫음 문제나 필요한 사항 등을 스스로 인식해서 융통성을 지니고 있기 때문이다.

우리는 리에브의 사례로 다시 돌아가서 : 서른 살 된 이 부인은 그녀가 세 살이었을 때 심장보호기의 작동법 같은 과제를 배웠으며 이러한 심장 보호기에 의해 아직도 보호받고 있었다. 그 후 심장보호기는 전혀 교정되지 않았다. 그런데 세션을 하는 중에 우리는 심장보호기의 소유자가 자신의 무결점 특히 자신의 목소리를 보호하는 새로운 방법을 개발했다고 확신하게 되었다.

그런데 불행하게도 심장보호기의 개발자는 몇 년 전에 죽었다. 심장보호기 개발자의 보호자는 기꺼이 협의한 끝에 리에브가 그 보호기를 계속 사용하는 것을 허락해 주었고, 나중에 어른처럼 성장하는 데도 큰 도움을 주었다. 마침내 심장 보호기는 생명의 임무를 완전하게 수행하고 인간이 살아남을 수 있도록 어른 심장을 위해서도 완벽하게 기능할 수 있음을 우리는 확신하게 되었다. 이런 과정을 통해 우리는 심장보호기의 부착자들이 성인으로 양육되는 데에도 사랑이나 친밀감 같은 것이 절대적으로 필요하다는 것을 알았다.

리에브는 마음의 문을 아주 넓게 열었고 심장 주위 공간도 넓게 확보하게 되었다. 따라서 심장과 자궁은 자신들을 위해 자기 삶의 과제를 수행하도록 필요한 무엇이든지 받아들일 수 있게 되었다. 보는 바와 같이 한 아름다운 소녀는 그 도움을 받은 직후 임신하였고 심장보호기의 지원과 도움으로 의식을 회복하게 되었으며 자랑스럽고 건강한 어른이 되었다.

생각과 추천

- 심장보호기 같은 일부 몸의 기관들(혹은 조직들)은 어떤 희생을 치르더라도 임신에 저항할 것이다. 몸에 부착된 장치들은 그들의 주인(몸)이 성인이 되고 있다는 것을 인식할 필요가 있다.

- 심장보호기가 다른 기관들과 조화를 이루지 못하고 오직 처음 부착할 당시의 상황에만 의존하는 것은 교감(혹은 정서)의 기능 장애 특히 부교감신경의 형태 기능 장애를 의미한다. 그리고 또한 망상 경보 조절 시스템(RAS) 기능 장애를 의미한다.

- 심장보호기의 문제를 간과하고 어떤 것이 문제가 되는지 알아차리지 못한다면 당연히 산모는 커다란 문제에 직면하게 된다. 그렇기 때문에 어머니의 풀리지 않은 출산 트라우마(외상)는 아마도 아기에게 고스란히 전달될 것이다.

- 나는 임신에 관련된 모든 기관과 뇌의 부분들에 관해 말하는 것을 좋아한다. 고객과 그녀 자신의 몸 사이에서 일어나는 이런 대화의 시작은 모든 기관과 심지어 모든 세포에서 일어나는 것까지 보여주는 것이며, 여기에는 분명히 어떤 의식(혹은 정신)이 존재하고 있다. 이것을 인식하고 실현할 수 있다면 고객과 그녀 몸 사이에 하나의 완전한 새로운 관계가 발생한다. 그러면 그 몸은 현실의 관점과 전혀 다른 의식적인 파트너, 보호자(혹은 수호자), 도우미(조수 혹은 조력자)가 된다.

- 그녀 자신의 문제들을 해결하기 위해 일하는 어머니는 항상 그 의식의 수준에 맞는 정신(혹은 영혼)을 초대할 것이다.

- 환영받지 않은 정신(혹은 영혼)에 안녕(혹은 작별)을 말하기란 매우 어렵기 때문에 아이의 유산(流産) 이후에 종종 많은 죄책감과 슬픔을 느낀다. 이 경우 안녕을 말하는 것은 여전히 문제를 일으킬 여지가 있다. 아직도 지워내지 못하고 주위를 어슬렁거리고 있는 어머니와 영혼 사이에서의 대화는 종종 매우 감정적이다. 이것은 매우 많은 두려움과 용서받지 못할 부담감을 준다. 어떤 종교로도 위로받지 못하며 사회의 따가운 시선들을 피하기 어렵다. 이때 이런 문제의 해결을 위해 자신의 의식 수

준에 맞는 정신이나 영혼을 초대하는 것은 무능력한 자신을 이해하고 받아들이는 데 큰 역할을 하게 된다.

● 임신을 원하지 않는 경우, 이것은 태어나지 않은 영혼에게 설명될 수 있으며 당신은 임신이 마무리되기 전에 태아의 몸을 떠나기 위해 영혼에게 물을 수 있다. 모든 죄는 모든 부모님 가운데서 이야기되고 논의될 필요가 있다. 영혼과 부모, 영혼과 몸의 조직, 기관 등등.

● 아이를 낳는 일이 가까운 데서 진행되고 있을 때, 나는 어머니의 몸을 말하고 또한 그녀들이 출산할 때 예상할 수 있는 아기의 몸을 얘기한다. 나는 뇌하수체와 척수에 충분한 옥시토신과 엔돌핀을 생산할 것을 요구한다.

● 우리는 어머니가 태어난 아기에게 모유 수유를 하도록 동기를 부여할 수 있는 모든 것을 한다. 그리고 우리는 또한 우유 생산을 활발하게 하기 위해 충분한 프로락틴을 생산하도록 뇌하수체 샘(일종의 내분비선 즉 도간을 통하지 않고 혈류로 직접 호르몬이란 물질을 분비하는 기관)에 요구할 수 있다.

● 숙련된 개업 의사는 태어나지 않은 아기의 두개천골 리듬과 커뮤니케이션할 수 있다. 그리고 마침내 도울 수 있는 것에 대한 조언을 요청할 수 있다.

● 결국 당신은 어떤 날에 아기가 태어나고자 할 때 자궁에서 아기에게 또한 요청할 수 있으며, 또는 필요하다면 당신은 아기에게 제왕절개 출산을 해야 한다는 얘기를 할 수도 있다.

CHAPTER 14 _ 사랑하는 영혼, 당신은 어디에서 오는가?

당신이 어디에서 어떻게 왔는지를 이해하고자 한다면 CST 테라피스트를 통해 세션 중에 대화를 하면서 남녀 화합의 장소나 환경 등을 떠올려보라. 만약 당신이 이 단순한 과거의 순간을 보거나 기억해내고자 한다면 당신은 트릭을 사용할 필요가 있다. 트릭이란 두개천골 기법을 통해 과거의 기억 즉 과거의 기억을 회상할 수 있다는 말이다. 즉 그것을 통해 당신이 어떤 존재이며 어디서 어떻게 오게 되었는지 알 수 있는 방법인 것이다.

당신은 과거의 이런 과정을 기억하고 회상하는 과정을 통해서 자신의 영혼이나 존재를 들여다 볼 수 있다. 아마 이런 방법이 당신의 과거를 기억하고 회상하는 유일한 방법일지 모른다. 그래서 우리는 이를 트릭이라 말할 수 있는 것이다. 그 정도로 엄청난 마술 같은 일이 두개천골요법을 통해 진행되는 것을 의미한다.

생명체가 만들어지는 과정은 우리가 연주하는 음악의 게임과도 같다. 음악회가 하나의 규칙이나 약속에 의해 진행되듯이 우리의 몸이 만들어지는 과정에서 많은 규칙을 동반한 하나의 게임이 진행되었을 것이다. 우리는 CST를 통해 어머니, 아버지가 화합하여 우리의 몸을 만들어내던 과정을 되찾고 기억을 불러올 수 있어야 한다.

하나의 예로 당신의 몸에는 당연히 DNA와 감정(혹은 정서) 등이 필요하다. 이런 것들이 생성되기 위해 몸에서 많은 일이 발생한다. 남녀가 사랑의 행위를 할 때는 반드시 이런 사실을 인식할 필요가 있다. 사랑의 행위가 무르익기 전에 남녀는 콘돔 같은 장난감에 대해 깊이 생각해야 한다. 반드시 그럴 필요가 있기 때문이다.

어떤 순간에 영혼은 전체로부터 분리될 준비가 되어 있고 또한 이 우주에서 하나의 몸이 되고자 한다. 약간의 여행(난자와 정자가 만나기 위한 유영) 이후 당신은 더 이상 물고기가 되고 싶어 하지 않고 낚시꾼이 되고 싶어 한다. 그래서 당신은 여행 일정 혹은 생명 작업을 공식화한다. 태아가 만들어지는 과정이 바로 여기에 속한다.

그리고 당신이 유일하게 꾸준히 기다리는 것은 부모가 원하는 대로 정확한 환경에 놓이는 운명이다. 환경이 갖추어져야 여행 일정이 정해질 수 있기 때문이다. 그래서 부모들은 당신의 여행 일정을 맞출 것이다. 그 후에 당신의 DNA 안에서 고정된 당신의 여정과 더불어 당신이 더 이상 저지할 수 없는 날(탄생일)이 발생한다. 때가 되면 세상에 나와야 한다. 두 사람이 구애하기 때문에 그리고 그렇게 함으로써 그들은 우주 안으로 신호를 보낸다 – 지구상에 왔다 갈 수 있는 왕복 차표를 확보한 셈이다!

전송된 초대장의 내용은 다음과 같다. "우리, 우리 둘은 달콤하고 귀여운 아이를 원합니다. 그러나 우리에게는 아들이 필요합니다. 왜냐하면 우리는 우리의 성(姓) 혹은 사업을 유지하기 위해 아들이 필요하기 때문입니다."
당신들은 대개 아들을 원한다는 의미다.

물론 당신이 이 초대장을 읽는다면 우주의 문턱에서 당황할 것이다. 세계로 나오는 당신의 계획 중에서 가장 먼저 해야 할 것은 따뜻한 부모와의 운명적 만남이다. 이런 만남을 통해 약속된 시간 동안 당신의 사랑을 어떻게 지속할 수 있는지가 무엇보다 중요하다. 이것도 일종의 기회다. 우주 안에서 하나의 생명체와 영혼으로서 존재할 기회인 것이다.

보내진 대부분의 초대장에는 이렇게 쓰여 있다.

"우리는 흥분하고 있습니다. 우리에게는 콘돔이 없습니다. 우리는 육체적 매력을 사랑으로 혼동합니다. 그래서 우리는 누군가 이 초대를 수락한다면 정말 충격을 받을 것입니다. 우리, 우리 자신들은 이것이 초대장이란 것을 심지어 알지 못하기 때문입니다."

남녀의 사랑은 간혹 원치 않는 아이를 잉태하고 있다.

혹은

"나는 바로 강간당했습니다. 다시 말해 이런 상황에 기꺼이 나의 아이가 되고자 하는 누군가가 거기 있습니까?"

강간으로 태어나길 원하는 생명체는 없을 것이다.

어떤 생명체나 다만 출생 카드를 좋은 가게 안에 두고 싶을 것이다. 우주 수준에서 당신은 당신이 상상할 수 있는 어떤 초대를 기대할 수 있다. 거기에는 초대장이 발송되고 있는 순간이 있다. 물론 많은 젊은이가 일과 휴가를 시작하려고 준비할 때 영혼들 역시 항상 준비하고 있다.

이것은 형태 없는 에너지가 에너지 분야에서 다시 형태를 만들 순간이며 생각이나 문제를 인간의 모습으로 구현할 것이다. 여기가 형태의 시작이며 공간의 제한이고 그래서 시간의 시작이다. 아이는 초대받아 태어난 것인데 원하지 않는 초대란 불행한 일일 수 있다. 영혼을 위한 초대는 바로 그 순간에 항상 다가올 것이다. 왜냐하면 시간은 오직 여기에 존재하는 현상이기 때문이다.

태어날 아이가 옆집 남자를 선택하지 않는다. 메르세데스 벤츠를 타고 다닌 사람을 영혼이 선택하지 않는다. 그래서 영혼은 운명적이며 필연적이다. 따라서 항상 엄마와 아빠를 결국 받아들이며 자연스럽게 부르게 된다.

사랑을 나누는 대부분의 시간에 가장 강력하고 빠른 정자가 난자에 침투할 수 있는 기회를 얻을 것이다. 하지만 세상의 최상에서 임신하는 것이야말로 사랑의 최고점(혹은 정상)의 결과일 것이며, 시간과 공간이 전체적인 화합으로 대체되는 황홀경으로 가득 차던 순간이다. 이러한 환경에서 본질적으로 완전한 정신적 황홀경을 수행하는 정확한 활동적 핵심의 씨앗 즉 임신이 허용될 것이다.

수백만 개의 씨앗 중 하나, 바로 인간 안에 잠재된 우주 에너지 쿤달리니, 생명과 영혼의 근원 바로 쿤달리니의 하나, 그 씨앗은 자신의 전 생애를 지속할 통제된 핵반응을 시작할 것이다. 난자와 정자, 이러한 호르몬의 만남으로 생명은 잉태되기 시작한다.

우리의 두개천골 치료의 중요한 부분은 임신 전 과거의 순간으로 고객을 가져(혹은 이끌어)오는 것이다. 그들은 과거에 일어났던 일들을 통해 자신들이 임신 전에 어떤 상황들을 겪었는지를 떠올리며 분명히 그 순간으로 다시 연결될 것이다. 그리고 이것은 복잡한 것이 아니라 고객이 모든 단순함으로부터 이것을 보고 이해하도록 돕기 위한 우리의 과제임을 알아야 한다.

자신과 관련되어 있는 과거로의 여행 즉 그들의 부모, 부모가 다녔던 학교 혹은 그들이 가졌던 다양한 관계들을 이해하고 받아들이기 어려울 때 임신 전의 어떤 상황들을 불러오는 것은 엄청난 도움이 된다.

두개천골 치료를 받으면서 앞의 경험들이나 잠재되어 있다가 불쑥 튀어나온 기억들을 이해하고 자연스럽게 받아들이며 이것들의 문제점들까지도 생각해 볼 수 있을 것이다. 그리고 이러한 과정을 통해서 자신들의 인생이 어떤 계획에 의해 움직이고 있으며 진정한 기원의 관점에서 자신들의 삶이 의미 없는 것이 아니라 계획되었음을 깨닫게 될 것이다. 따라서 비록 버거운 짐들이 자신에게 지워졌다 하더라도 더욱 자연스럽게 받아들이는 것이 현명하다.

SERIES 5 _ 아름다운 방문자

이 시리즈들은 전체 세션의 분명한 사진을 제공한다. 이 세션은 완전히 '짧은 시간'에 일어나는 것들 중 하나로서 눈에 띈다. 그것은 결코 생각해서는 안 될 치료였다. 완전한 세션은 시간과 생각이 없는 모든 두개천골 리듬 중 가장 늦게 진행되는(혹은 천천히 움직이는) 곳에서 일어났다. 그것이 세계의 공간이며 에너지다.

나는 그녀의 배꼽과 제4뇌실을 연결한다. 그것들은 나의 손들이 끌리는 지점이며 아기가 어머니의 에너지와 함께 연결되어 9개월 동안 존재하는 곳이다. 당신은 그녀가 현관문을 통해 나에게 부탁받은 것을 말할 수 있다.

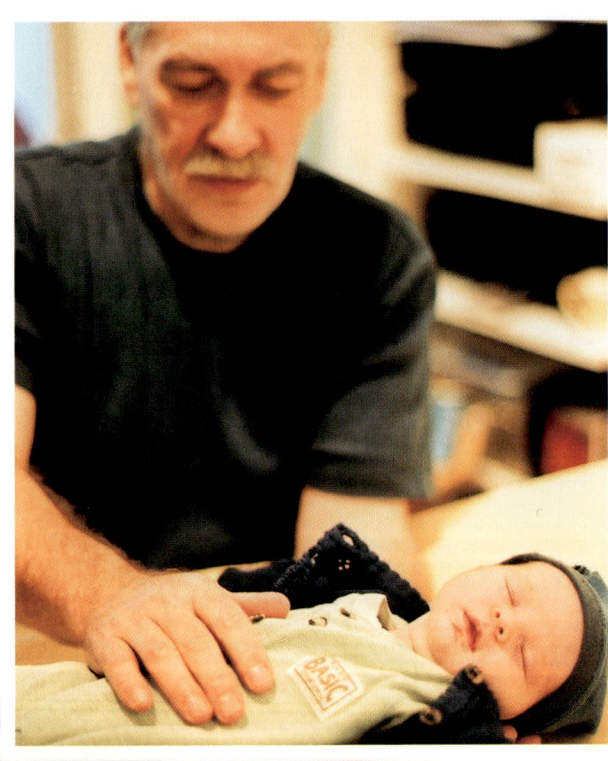

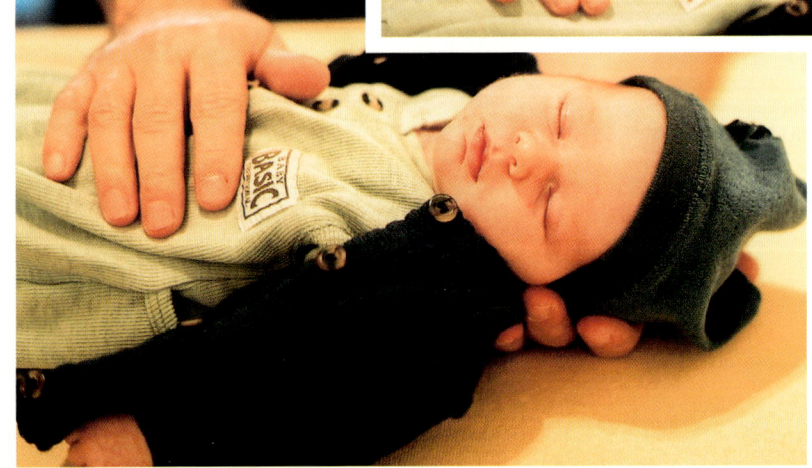

나의 오른손이 천천히 더욱 높이 움직이는 동안 나는 왼손으로 듣는다.

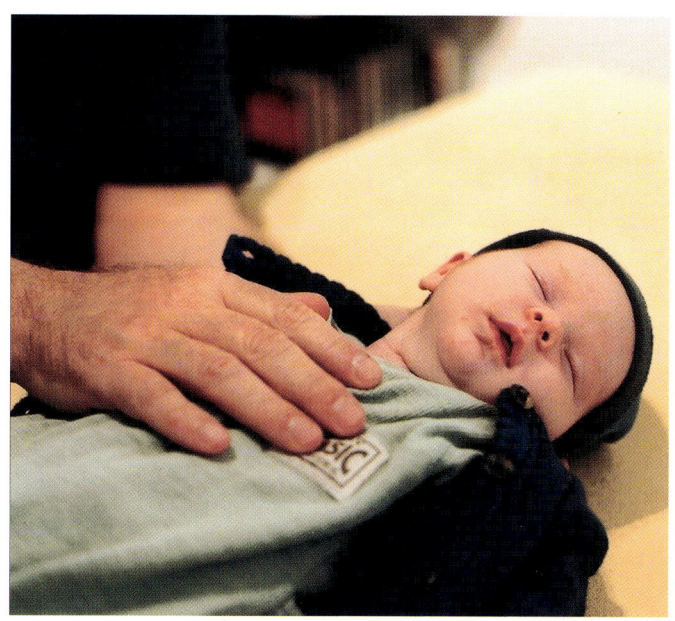

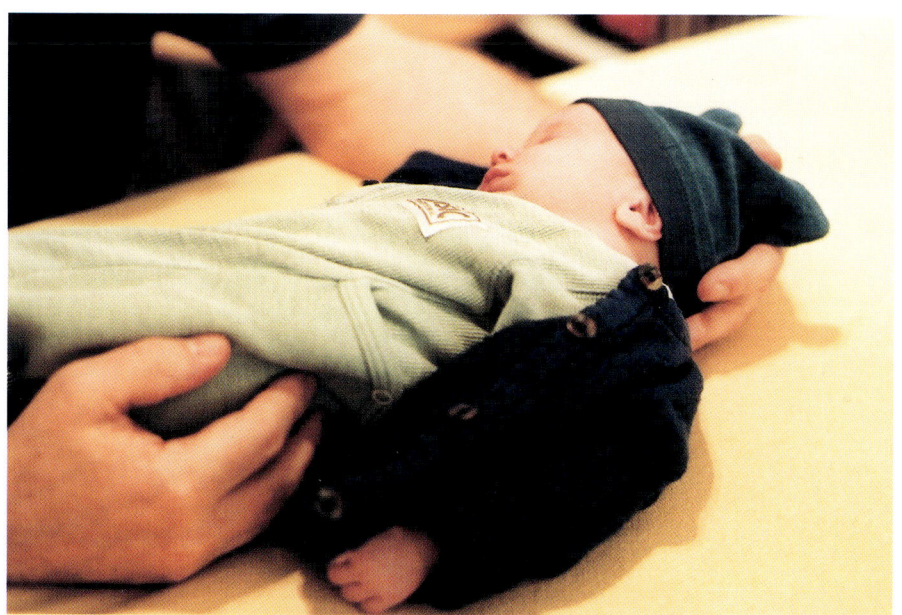

나는 척추에서 약간 뒤틀림을 발견하고 가능한 한 천천히 이것을 따라간다. 반면에 나는 내 자신의 의도로 공간을 제공한다. 모든 것이 원래의 자리로 돌아갈 때까지.

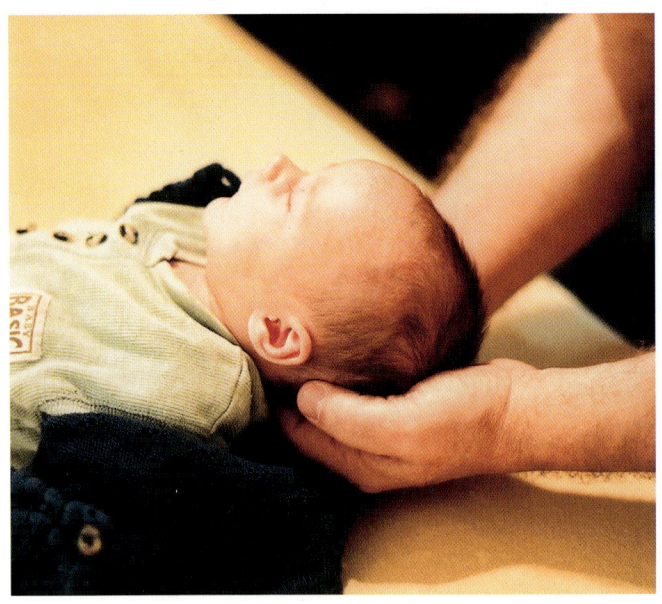

나는 확산한다는 의도를 가지고 환추
와 후두골에 반응을 감지하고 있다.

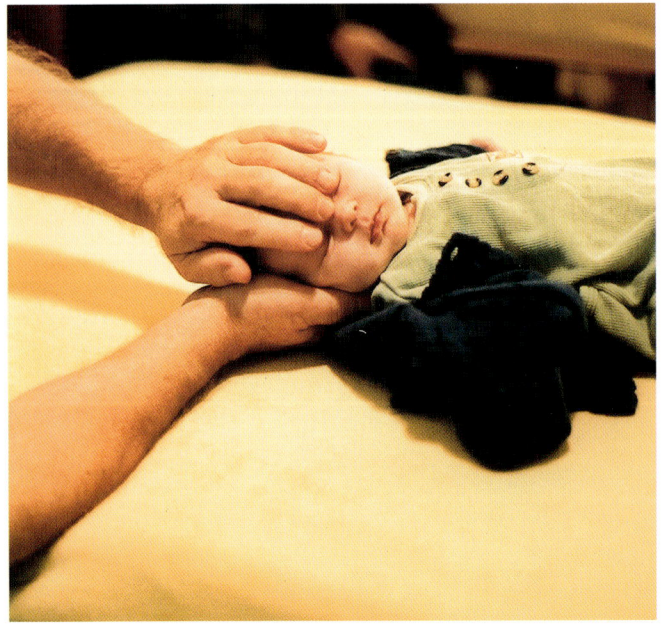

오른손으로 골두(혹은 관절구나
과)를 확장하고, 왼손은 아래로 에
너지를 보낸다.

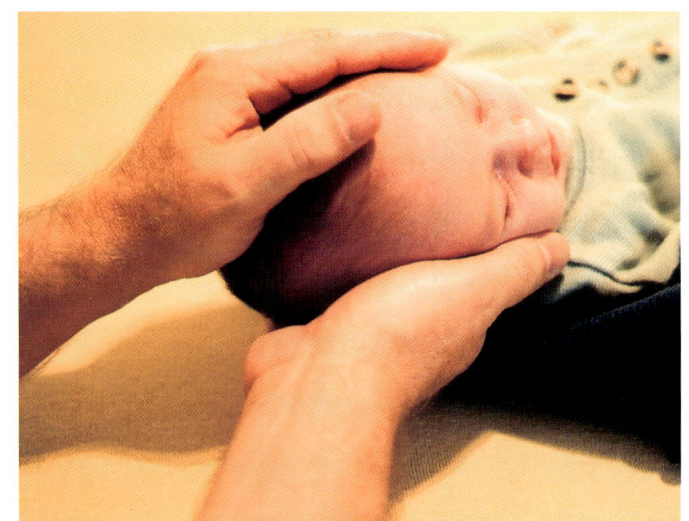

에너지는 왼손을 경유하여 경정맥공*(목에 있는 정맥 구멍)으로 보내지고 있으며 그 뒤에 내가 대공**(후두골 두개저부에 있는 커다란 구멍) 주위를 찾아 약간의 압박을 가하고 있다.

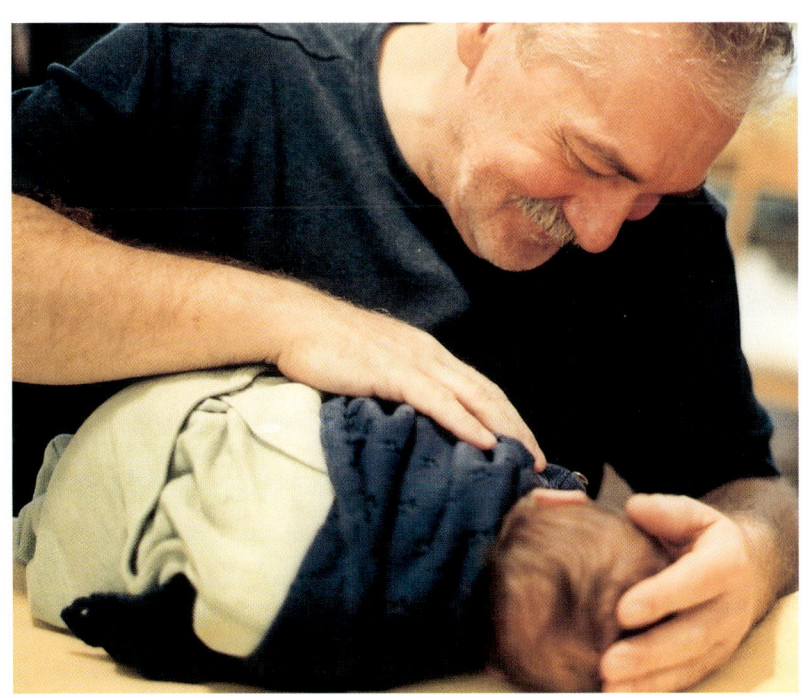

* 경정맥공은 귀 뒤쪽의 깊은 후두골과 측두골 사이에 있는, 하나의 간격을 이루는 구멍이다.
** 대공은 척추가 두개골 안으로 들어가는 후두골에 있는 큰 구멍이다.

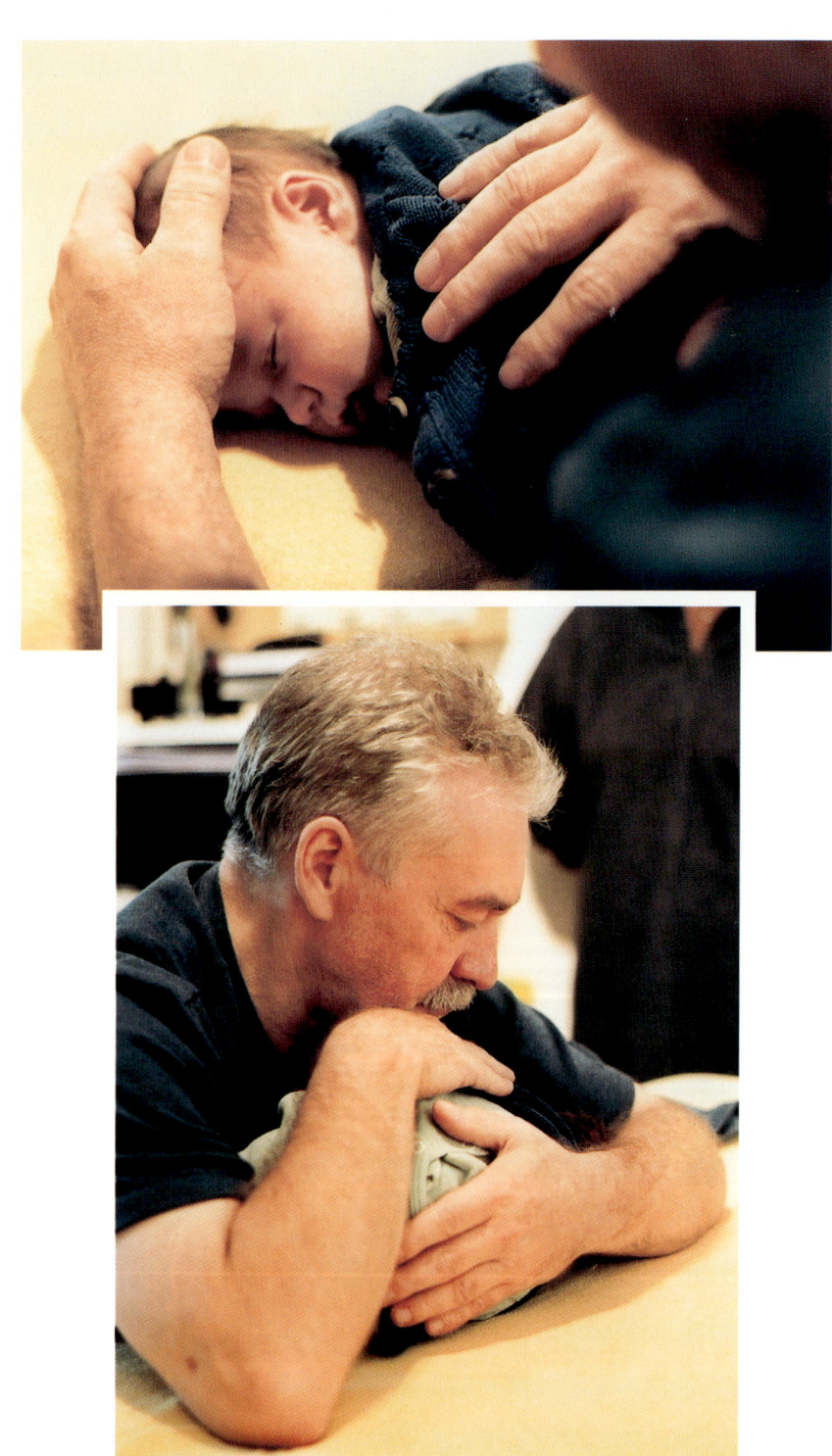

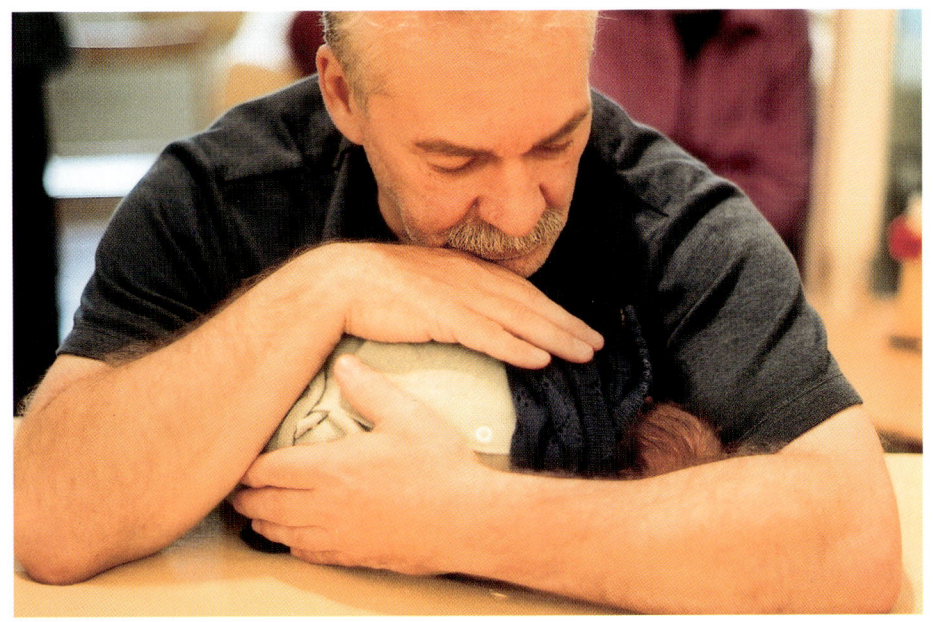

안전, 아늑함 그리고 친밀감은
화합으로부터 생겨난 말들이다.

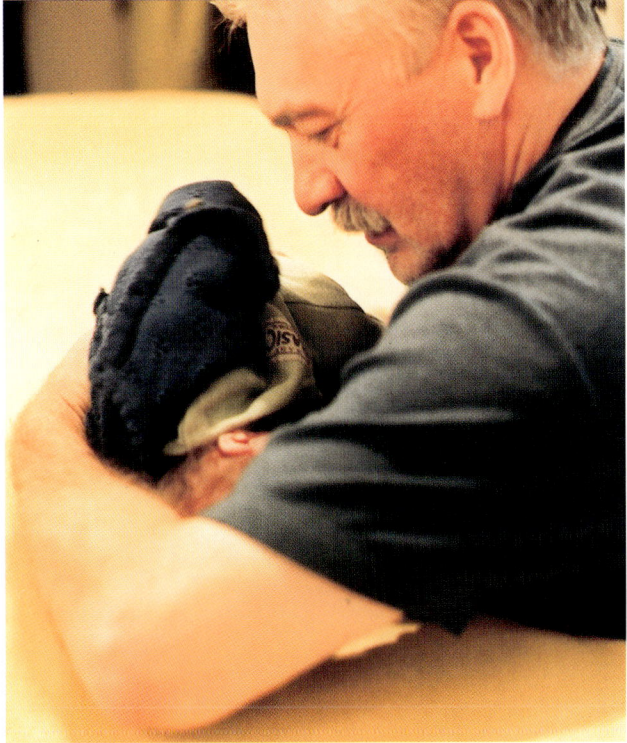

척추의 마지막 검사

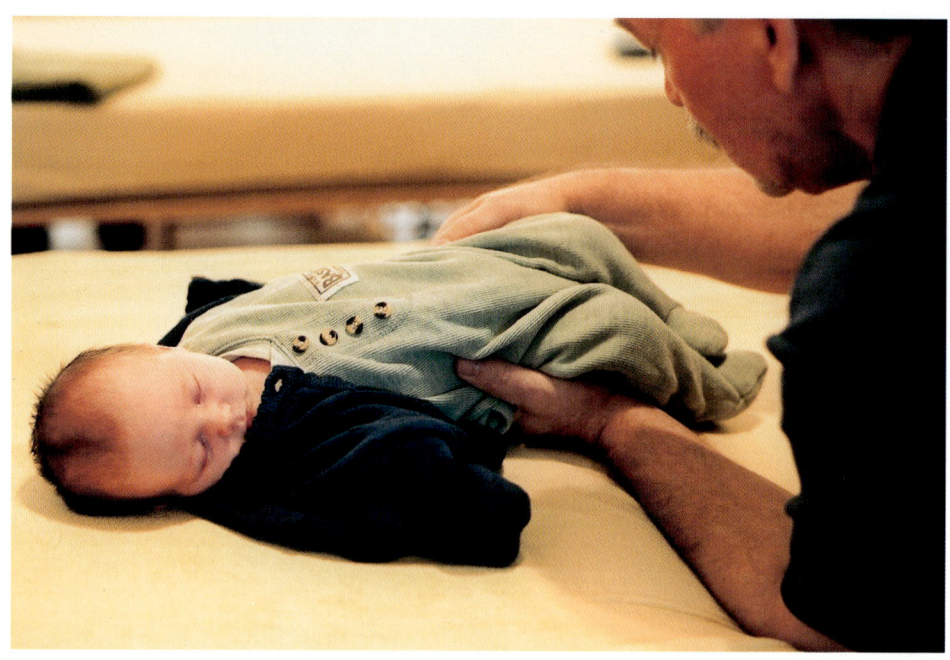

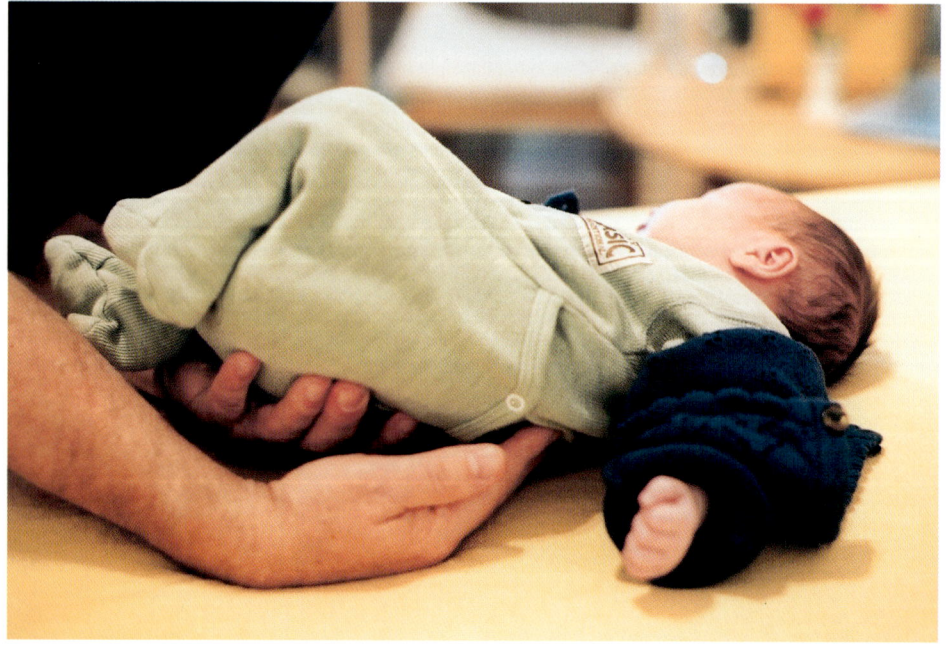

모든 것을 잘 느낀다, 좋은 삶을 가져라, 귀여운 소녀!

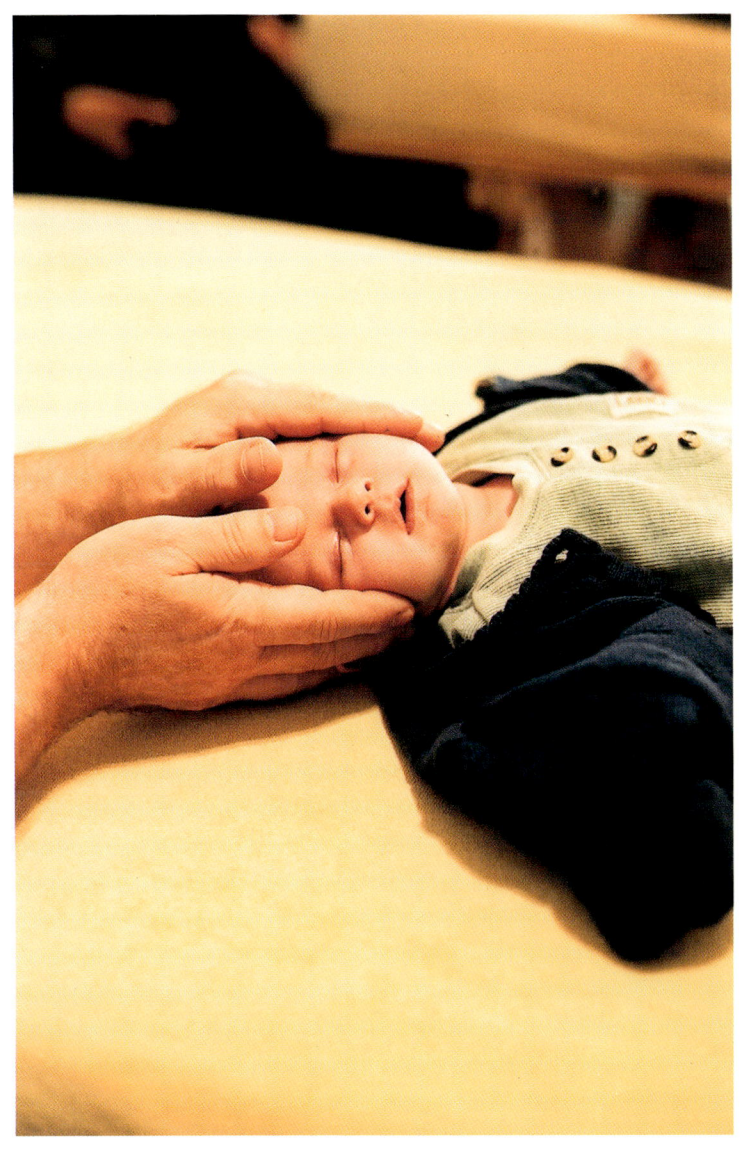

CHAPTER 15 _ 당신이 거부하고 당신이 할 수 있는 것

● 출산을 위해 아기 친화적 환경 혹은 아기 친화적 병원을 찾아라. 다시 말해 이것은 신생아가 하나의 중요한 인간 존재로서 마땅히 누려야 하고 병원 측에서 제공해야 할 환경이다. (그리고 절대적으로 주말 동안 태어나지 않아야 하는 숫자로서가 아닌 존재, 병원에서 출산 숫자를 늘리려는 행태는 아이의 인격을 모독하는 행위다. 아이는 숫자가 아닌 인격 그 자체로 대접받아야 한다.)

● '아기 친화적'이란 또한 아기와 어머니가 서로 호르몬의 긴밀한 결합을 만들기 위한 시간을 얻어야 하는 것을 의미한다. (씻기지 않은 상태에서 배 위의 접촉으로 냄새 등을 느끼게 한다, 모유 수유는 반드시 이루어져야 한다, 강한 빛이나 소음 등이 없는 환경이 절대적으로 필요하다.)

● 접종, 안약 그리고 자동 할례 등은 아기를 환영하는 이상적 방식이 아니다. 원치 않는 접종을 위해 혹은 안약을 집어넣기 위해, 할례를 하기 위해 부모의 의사와 관계없이 아이를 이리저리 옮기는 행위는 신뢰를 줄 수 있는 행위가 아니다. 접종에 대해 자신의 의사를 알려라 – 자폐증과의 연결은 두렵고 무섭다. 이런 과정에서 자폐증이 유발되는 것이다.

● 아버지가 출산에 적극적으로 참여하는 것이 이상적이다. 즉 요즘에는 부모 둘이 서로 호흡 테크닉들을 배우는 과정이 많이 있고 출산의 노동 즉 출산의 과정 중에 서로 도움을 줄 수 있는 방법에 관한 과정이 많이 있다.

● 가능하면 진정제 치료의 모든 형태를 피하라. 그러나 진정제 치료가 진행된다면 어머니가 죄책감을 느끼지 않도록 정확히 하라. 아이에게 이상이 발생하지 않도록 최선의 환경을 만들어라. 부모에게는 진정제로부터 아이를 보호해야 할 의무가 있다.

● 제왕절개가 필요하다면 부모는 인체의 모든 기관(혹은 조직)들을 이해하고 설명을 들어야 한다. 또한 제왕절개 전에 아기에게 무슨 일이 일어나고 어떻게 전개되는지

알고 있어야 한다. 제왕절개는 위험한 과정이며 이에 따른 자폐, 산만한 아이, 과잉 행동 장애 등의 문제는 피할 수 없는 현실임을 무시할 수가 없다.

- 나는 두개천골 치료를 받은 아기들의 영아 돌연사 증후군에 대해 들어본 적이 없다. 즉 결코 그럴 염려가 없다. 두개천골은 아주 안전하다.

- 당신이 태어난 곳을 주의하라. 다시 말해 당신이 어디에서 태어났는지 주의 깊게 살펴보라.

"출산의 고통스러운 시련이 마침내 끝나는 것과 동시에, N.V.(new version : 분만을 쉽게 하기 위해 자궁 내에서 태아를 회전하는 새로운 기술)를 마치고 산모는 가슴에 그녀의 울부짖는 신생아를 눕히기 위해 간호사를 기다렸다. 그런데 산부인과의 강탈(혹은 착취) 의식이 시작되었다. 산모는 이렇게 말했다. "심지어 내가 내 아기를 흘낏 쳐다보기도 전에, 간호사가 저만치 떨어져서 아기를 거꾸로 한번 털었어요." 그리고 이렇게 덧붙였다. "한 종업원이 뇌물을 요구했어요. 당신이 당신의 아이를 보고 싶은 경우, 아들은 12루피, 딸은 7루피를 내야 합니다." 그 산모는 이런 말도 했다. "이런 관습은 여기 이 도시에서는 상식 같은 일입니다. 설문 조사에 응할 수도 있어요. 다른 산모들한테 확인해드릴 자신도 있습니다."

벵갈루루, 인도
인터내셔널 헤럴드 트리뷴
2005년 8월 30일

- 당신의 아이를 보고 즐겨라.

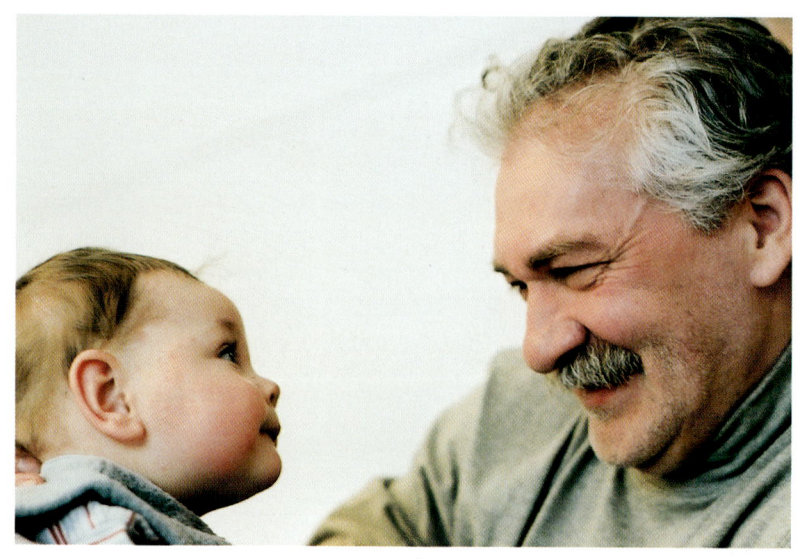

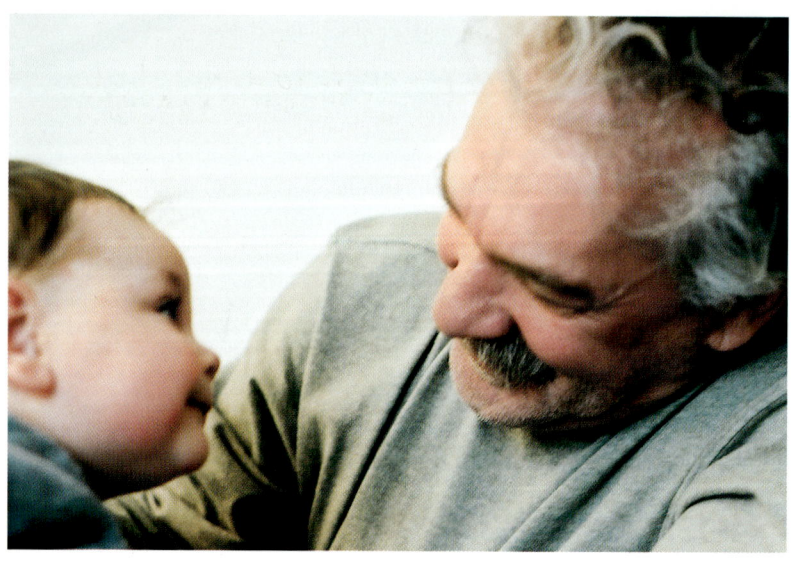

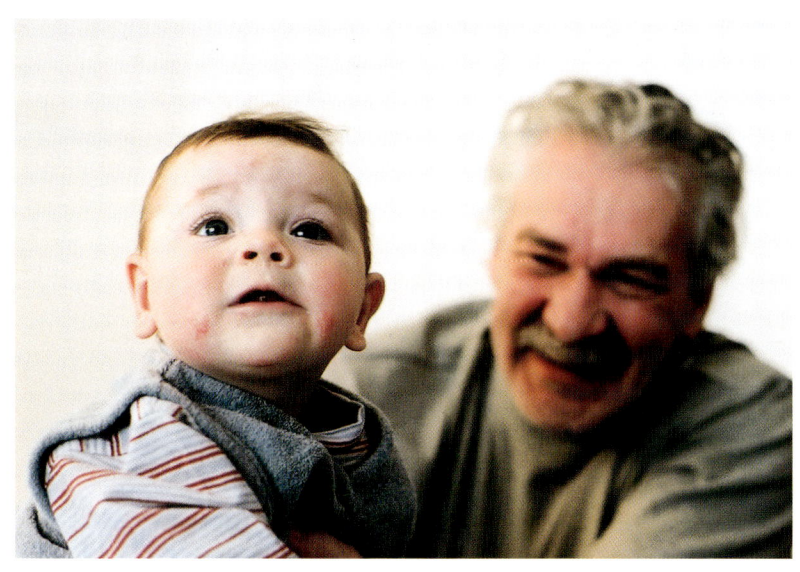

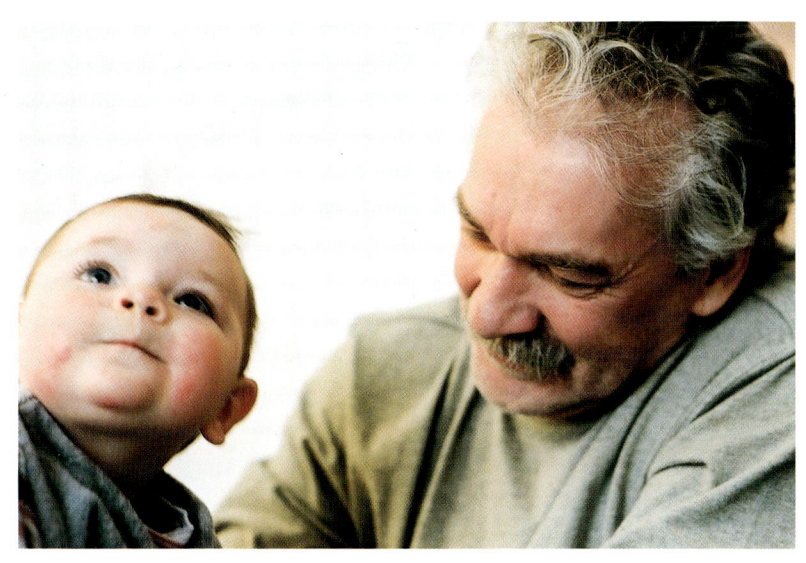

KID'S CST 부록

1. CST 자가테스트

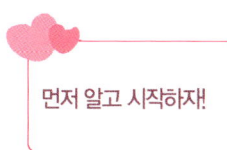

자가테스트

먼저 알고 시작하재!

두개천골계는 엄청나게 예민하다. 작은 충격에도 제한(=이상 혹은 문제)이 생기게 된다. 예를 들어, 임산부에게 발생하는 예기치 못한 사고 혹은 출산의 경우 태아는 산도(産道)를 빠져나오게 되는데, 만약 겸자를 사용하거나(도구를 사용하여 태아의 머리를 끄집어 내는 행위) 자궁내벽의 수축과 이완이 성급한 의료인에 의해 저지당할 때 문제가 발생한다. 태아의 측두골과 두개저에 압박이 일어나면서 두개천골시스템에 문제가 생기는 것이다.

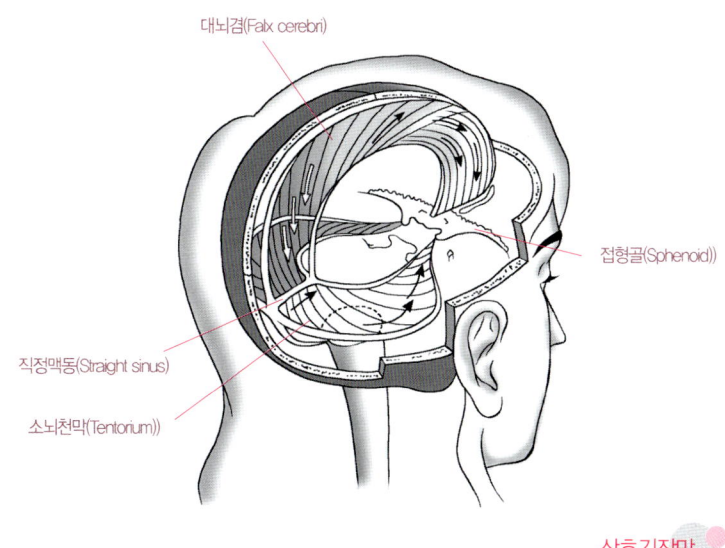

대뇌겸(Falx cerebri)

접형골(Sphenoid))

직정맥동(Straight sinus)

소뇌천막(Tentorium))

상호긴장막

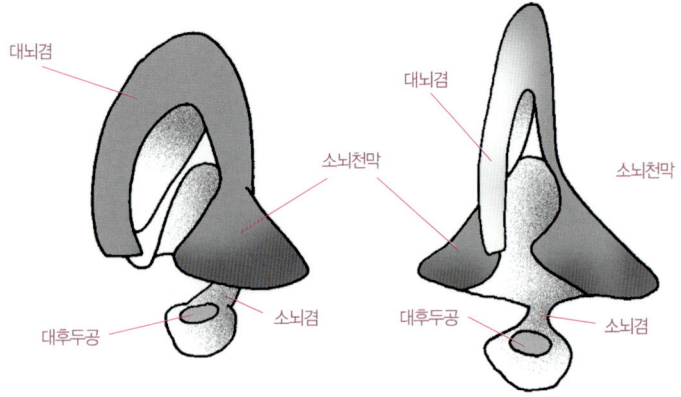

대뇌겸 소뇌천막 대뇌겸 소뇌천막
대후두공 소뇌겸 대후두공 소뇌겸

　인체의 경막은 자전거의 체인과 같다. 앞바퀴와 뒷바퀴가 체인으로 서로 맞물려 있듯이 경막이 두개(頭蓋=머리)와 천골을 감싸고 있다. 우리의 신체에 어떤 이유로든지 충격이 가해졌다면 경막도 함께 충격을 받는다. 자전거에 어떤 충격을 가하면 두 바퀴를 연결하는 체인 가운데 어느 하나가 톱니바퀴와 어긋나듯이 인체의 경막도 어긋나게 된다. 이렇게 되면 경막은 기능을 상실하고 상·하로 압박을 받게 된다. 우리는 이러한 현상을 '칼슘화' 혹은 '부목화' 되었다고 설명한다.

　자전거의 페달은 비록 톱니바퀴가 어긋나도 굴러간다. 우리의 경막도 어느 정도 활동은 유지한다. 하지만 시간이 지나면 결국 자전거는 쓰러지고 만다. 인체 역시 시간이 지속될수록 제 기능을 상실하고 마는 것이다. 인체에 대한 충격은 경막에 대한 충격으로 연결되며, 예민한 경막은 신체의 컨디션 저하로 나타난다. 더욱이 노화가 따를 경우, 충격과 대항할 수 있는 힘이 약해지기 때문에 고통이 수반되면서 심각한 경막의 문제를 호소하게 된다.
　경막의 또다른 문제 가운데 하나는 소뇌천막이다. 소뇌를 덮고 있는 깔때기 모양으로 측뇌실을 좌·우로 하여 대뇌겸을 가로지르고 있다. 소뇌천막의 긴장이나 제한은 측뇌실 기능을 저하시키는 것은 물론이요, 뇌척수액의 순환을 방해한다. 인체의 머리에는 액체가 존재하는데, 맥락총에서 혈액을 통해 뿜어져나오는 것이 뇌척수액이다. 체인에 윤활유가 필요하듯이 인체에는 뇌척수액이 필요한 것이다.

두개골은 22개의 뼈로 구성되어 있으며, 각각 독립적인 기능을 한다. 뇌척수액이 부족하면 이러한 뼈들의 기능에 문제가 발생한다. 독립적인 움직임에 제한이 가해질 때, 최초에 경막에 가해진 충격에 의해 소뇌천막이 칼슘화 된다. 이로 인해 측뇌실 기능저하는 물론 뇌척수액의 생성과 순환에 문제를 유발한다. 따라서 뼈 22개는 각각의 독립적 움직임이 원활하지 못하며, 그런 까닭에 우리의 두개(머리)는 뒤틀리게 된다. 이러한 뒤틀림이 심할수록 두개천골의 문제는 심각하며, 그만큼 많은 문제를 유발한다.

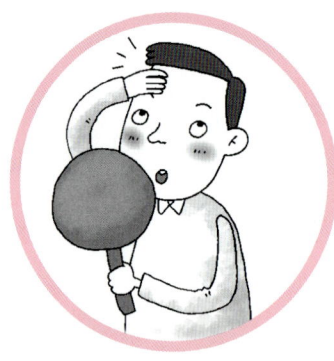

1. 이마가 돌출되었나?
   또는 함몰(움푹)되었나?

2. 양쪽 관자놀이뼈 중
   어느쪽이 더 튀어 나왔나
   또는 함몰되었나?

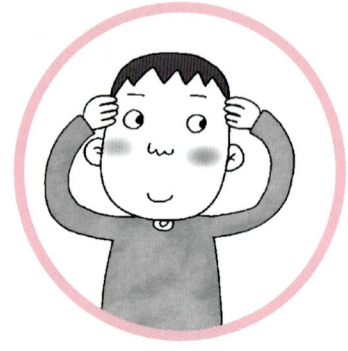

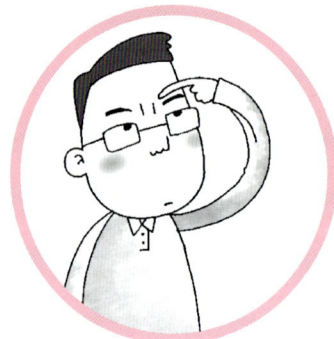

3. 미간(눈썹과 눈썹 사이)에 수직주름
   또는 얕은 주름이 있는가 없는가?

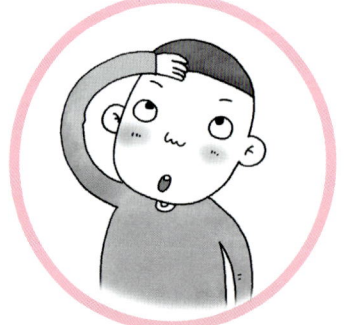

4. 이마가 한쪽으로 돌출되었나?

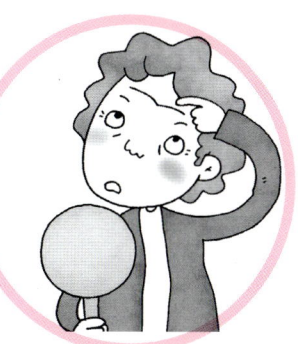

5. 이마에 주름이 있는가?

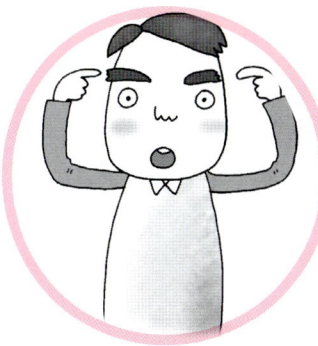

6. 한쪽 눈썹 꼬리가
   다른쪽 눈썹 꼬리보다
   긴가 짧은가?

7. 코가 휘어져 있는가?

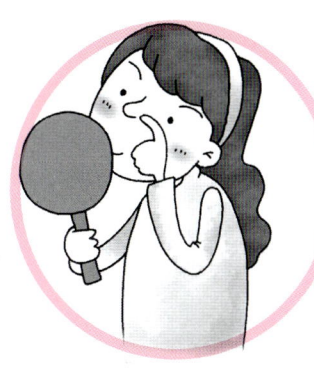

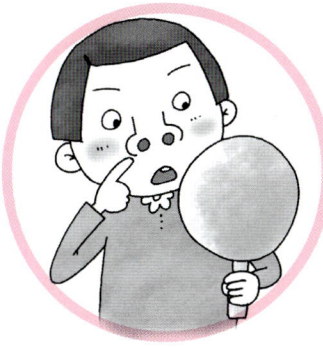

8. 한쪽 콧구멍이 다른쪽 콧구멍보다 작은가 큰가?
   (콧구멍의 크기 차이가 많이 난다면 비중격만곡증일
   가능성이 많다.)

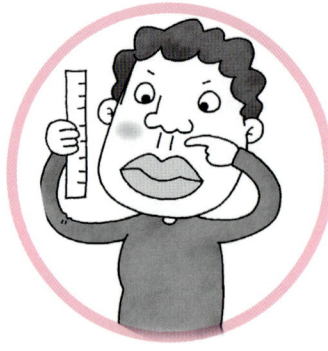

9. 입술과 코 사이의 주름(비순주름)이 수직적인가?

10. 턱이 얼굴 중앙에 자리잡고 있는가?

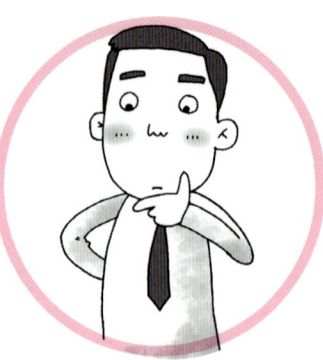

11. 손가락(약지 또는 중지)을 귓구멍에 넣은 후 입을 벌려서 닫아본다. 둔탁한 소리가 나는가? (둔탁한 소리가 난다면 TMJ 악관절일 가능성이 높으며, 두개천골계의 심각한 장애를 의심해 봐야 한다.)

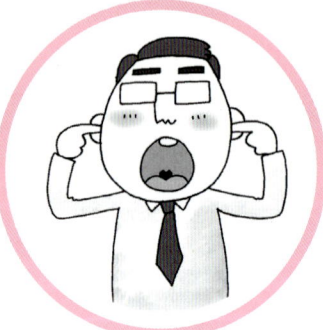

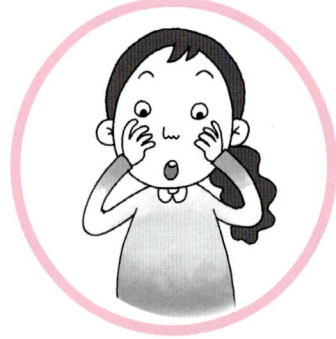

12. 양쪽 광대뼈(관골) 중 한쪽이 툭 튀어나왔거나 비뚤어진 뼈가 있는가?

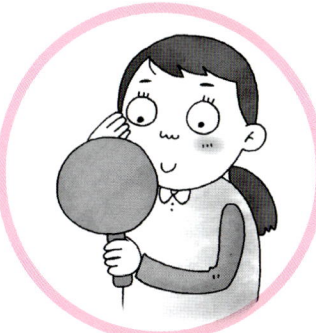

13. 눈동자 관찰 시
한쪽 눈과 다른쪽 눈의 방향이
같은가? 즉 사시가 있는가?

14. 눈 주위에 다크서클
(dark circle)이 있는가?
(선천적인 다크서클은
제외한다)

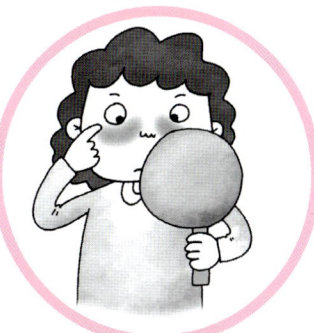

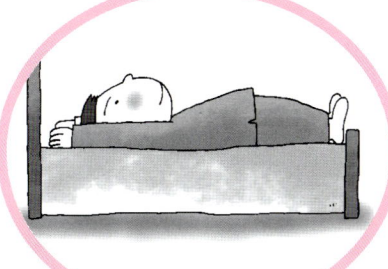

15. 침대 위에 누워서
양쪽 팔을 머리 위로
(만세) 올려본다. 짧은
팔이 관찰되는가?

16. 신발 밑바닥의 어느 쪽이
더 많이 닳았는가?

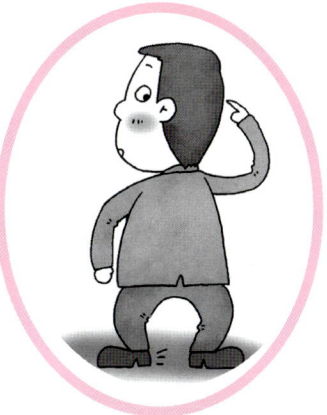

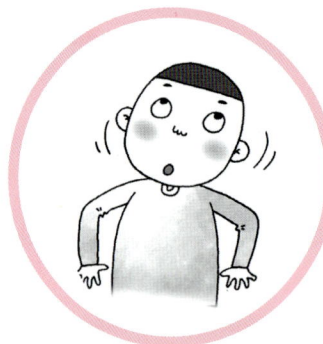

17. 머리가 한쪽으로 기울어져 있는가?

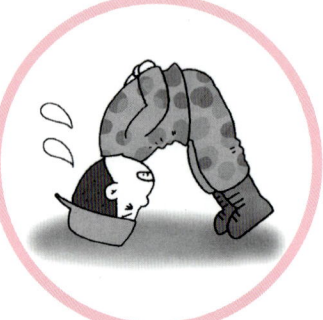

18. 군대에서 원산폭격(땅에 머리 박기)을 당한 적이 있는가?

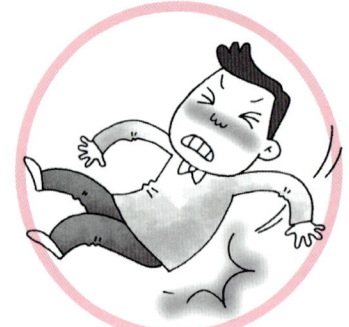

19. 예상치 못한 사고로 인하여 엉덩방아를 찧은 적이 있는가?

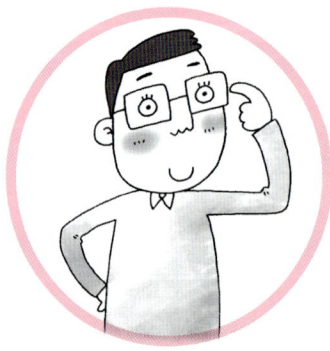

20. 안경을 착용하고 있는가? (만약 안경을 착용하고 있다면 두개천골계 문제에 서서히 다가가고 있는 것이다. 안경착용으로 인해 접형골과 측두골이 압박 받고 있기 때문이다.)

2. 검진과 시술

1) 신생아 검진 시 시술자의 절차
① 두개골과 안면의 비대칭성을 관찰하라.
② 입천장과 흡입반사의 강도를 관찰하라.
③ 신생아가 잠 잘 때 관찰하라.

2) 행동장애 & 학습장애
① 후두골 과상돌기 압박은 주의 산만한 행동과 연관이 있다.
② 측두골의 장애는 독서 장애를 가져오며 갑작스런 공포심 역시 두
   개천골계 장애와 연관이 있다.

3) 자폐증 환자의 두개천골계 시술절차
① 두개천골계의 움직이는 지점을 찾는다.
② 두개저에 전후방 감압을 시도한다.
③ 요골, 천골 감압을 시행한다.
④ 두개골과 천골의 균형을 이루고 골반 및 호흡기 횡격막을 풀어준다.

3. 질문과 해답

1) 임신과 산부인과

문) 지금 임신 중인데 두개천골요법 치료를 받아도 안전한가요?

답) 그렇습니다. 안전하며 오히려 바람직합니다. 두개천골요법은 신체
   의 많은 정상적 적응과정을 가동시키고 강화시키기 때문입니다. 임

신 중에는 이러한 과정들이 효과적으로 작동될 필요가 있습니다. 두개천골요법은 그 과정에 분명히 도움이 될 수 있습니다.

문) 두개천골요법이 분만을 유도할 수 있다고 들었습니다. 조기분만을 유도하나요?

답) 두개천골요법은 정상적인 생리적 과정을 도와줍니다. 정확히 시술되면 결코 신체가 하고자 원하는 것에 역행하지 않을 것입니다. 따라서 임신에 문제가 있거나 신체가 자연적으로 낙태를 원하지 않는 이상 결코 조기분만을 유도하지 않습니다.

문) 분만이 더 이상 진전이 없는 것 같은데 두개천골요법이 도움이 되나요?

답) 그렇습니다. 두개천골요법은 종종 궁지에 빠진 분만에 에너지를 불어넣는 매개수단이 되는 것으로 보입니다. 이러한 일은 다른 많은 기계장치에 의해서 발생할 수도 있지만 어느 것이 이론적으로 옳은 것인지는 그렇게 중요하지 않습니다. 두개천골요법 시술 후에 빠른 자연분만이 뒤따르는 경우가 종종 있습니다.

2) 신생아와 유아

문) 신생아는 얼마나 빨리 두개천골요법 치료를 받을 수 있나요?

답) 두개천골요법사의 기술에 달린 것이지만 분만 후 수분 내에도 최초의 치료가 가능합니다. 신생아가 어릴수록 치료사의 기술은 정교해야 합니다. 분만 당시 두개천골 조직의 활동은 섬세하지만 자궁 밖에 있는 시간이 지나면서 점점 분명해집니다. 신생아의 상태를 확인하기 위해 두개천골요법사는 신생아의 두개천골 박동을 감지할 수 있어야 합니다. 따라서 어떤 치료사에게는 분만 후 한 시간이 적절한 치료 시기가 될 수 있습니다. 경험이 적고 감각 시술이 미숙한 치료사에게는 하루, 1주일, 한 달 혹은 1년을 기다릴 필요가 있을지도 모릅니다.

문) 왜 신생아를 치료해야 할까요?

답) 두개천골요법은 두개천골 조직의 문제를 즉각적으로 그리고 영구적으로 교정할 수 있습니다. 이러한 문제들이 교정되면 급성 복통, 호흡기관 문제, 비정상적 과잉활동, 독서 장애, 발작승세, 산만한 아이 증후군과 알레르기 등으로 발전되는 것을 피할 수 있습니다. 아직 입증되지는 않았지만 두개천골요법이 뇌성마비, 척추측만, 살면서 나중에 치과교정이 필요한 치과 문제 등 많은 사례를 저지할 수 있다고 믿습니다. 더구나 아이의 일반적 건강이 증진된다는 것을 보여주고 있습니다.

3) 출산 후 산모

문) 두개천골요법은 산모에게 어떤 도움을 줄 수 있나요?

답) 여러 방법이 있습니다. 호르몬 균형의 원상회복에 도움이 되고 산후 우울증 완화에 도움이 되며 정상적 골반 기능을 회복시켜 많은 산후 문제 등을 해결해 줍니다.

문) 두 번째 분만 후 고혈압 문제가 생겼습니다. 두개천골요법이 도움이 될 수 있나요?

답) 어떤 이유로 생긴 고혈압이든 몇 번만 두개천골요법 치료를 받으면 정상으로 돌아오는 경우가 흔합니다.

문) 임신 중 늘어난 체중을 줄이는 데도 도움이 되나요?

답) 내분비체계를 정상화하고 체액을 유통시키는 것이 체중을 줄여준다면 대답은 그렇습니다.

4) 어린이

문) 아이들에게 어떤 문제에 두개천골요법이 도움 되나요?

답) 이것은 매우 광범위한 질문입니다. 개인적 경험을 바탕으로 간단히 언급만 하자면 알레르기, 급성복통, 소화 및 배설문제, 심리적 문제, 과잉활동성 아동들의 문제, 학습장애 및 독서 장애, 다운증후군, 정신지체아, 뇌성마비, 간질발작, 자폐증 등이 두개천골요법으로 호전이 되며 부모가 자기 아이를 치료할 수 있는 방법을 배우는 것이 이상적인 방법이며 더 많은 연구가 필요한 분야입니다.

문) 두개천골요법이 홍역, 볼거리, 수두 등과 같은 아이의 질병에도 사용될 수 있다고 들었는데요.

답) 두개천골요법이 이러한 상황에 대부분의 경우 열을 떨어뜨리고 위기를 완화시켜 주는 데 사용될 수 있습니다. 이 요법이 신체의 방어력 보다 잘 발휘될 수 있도록 면역체계를 강화시키고 자율신경체계를 작동시킨다고 생각합니다.

문) 척추측만에 대해서는 어떤가요?

답) 일부 척추측만의 경우 그 원인은 두개천골에 있습니다. 그러나 척수관을 따라 내려가는 경막관 안에 비틀림이 있는 경우가 흔하며 인생의 초기에 발견될 수 있습니다. 척추가 가능한 한 오래 비틀림을 버텨 주지만, 때로는 사춘기 전에 또는 성인 초기에 척추가 꼬인 경막에 대응해 꼬이기 시작하는 경우도 있습니다. 이것이 척추 측만의 시발입니다. 종종 초기에 발견되면 두개천골요법을 사용해 교정할 수 있으며 척추측만이 사라집니다.

문) 두개천골요법이 치과교정에 어떻게 작용되나요?

답) 실제로 아주 잘 치료됩니다. 이 요법이 치과교정 과정을 단축시켜 주는 경우가 종종 있습니다. 어떤 경우에는 전혀 교정을 할 필요가 없도록 해줍니다. 모든 아이들이 치과교정을 시작하기 전에 두개천골요법 시술을 받을 수 있도록 권합니다.

문) 사시를 가진 아이들에게 도움이 되나요?

답) 문제의 원인이 시신경에 영향을 미치는 경막 압박에 있을 때 그
결과는 탁월하며 극적입니다. 여러 아이들에게 두개천골요법을
사용해 눈 수술을 면하게 도와줄 수 있습니다.

4. 기적의 힐링 브레인

1) 신생아 & 아이들의 놀라운 기억

신생아는 자신에게 가해진 충격을 기억할까? 많은 사람들이 말을 한다.
그럴 리가 없다고 말이다. 지금까지 우리의 의학계의 입장은 어떠했을
까? 신생아들은 미숙아일 당시의 자신에게 가해진 다양한 충격들을 전
혀 기억하지 못한다는 입장이었다. 신생아나 아기들은 고통이나 정신적
인 충격 따위를 기억하지 못할 것이며, 당시에는 물리적인 충격에 반응
은 보일지 몰라도 오래 오래 기억을 하지는 않을 것이라 여겨왔다.
신생아나 아기들이 충격의 위험에 어느 정도 노출되어 있는가? 필자는
많은 고통을 동반한 다양한 검사 혹은 치료가 행해진다고 믿고 있다.
여기에서 행해지는 검사나 치료는 아이한테 매우 중요한 영향을 끼치
는데도 전혀 그러한 점이 고려되지 않았다는 점을 예의 주시해야 한
다. 필자는 두개천골요법을 하면서, 체성감성 테크닉을 하면서 신생아
나 아기들한테 행해지는 다양한 검사나 치료의 행위가 절대적인 영향
을 주고 있다는 사실을 믿어 의심치 않는다.
신생아는 물리적 정신적 손상이 기억 속에 저장되고 있다. 이들은 이
러한 경험이 자신에게 존재하고 있지만 억제되어 있다. 자라면서, 성
인이 되면서도 이러한 기억을 의식하지 않으려고 무의식적으로 노력하

고 있다. 그러나 이러한 노력은 까닭 없는 공포를 불러온다. 스스로 죄
책감 등을 느끼게 한다. 나중에 정신적 장애 같은 이상한 행동으로 발
전된다. 부정적인 발전을 하게 되는 것이다.

태어나는 사내아이한테 포경수술을 하는 행위는 어떠한가? 포경수술
을 받는 아이는 태어나자마자 고통을 받게 된다. 아이는 울음소리를
세상에 표출하기 무섭게 비명소리를 세상의 담장 밖으로 질러 보낸다.
사내아이는 자라면서 당시의 기억을 잊어버리는 것 같아도 몸이 기억
하고 있다. 우리의 피부가 피부 조직에 가해진 어떤 가혹 행위에 대해
기억하는 티슈 메모리처럼 말이다.

아이들은 고통을 기억할 만큼 뇌가 발달하지 않은 것은 사실이다. 그
래서 지금도 의학계에서는 아이의 뇌가 숙성한 단계가 아니기 때문에
고통의 기억을 하지 못하는 것이라고 가르치는 것으로 알고 있다. 그
래서 장기적인 정신적인 혹은 육체적인 상처가 아이한테 남을 일은 없
다고 대개 모든 이들은 알고 있다.

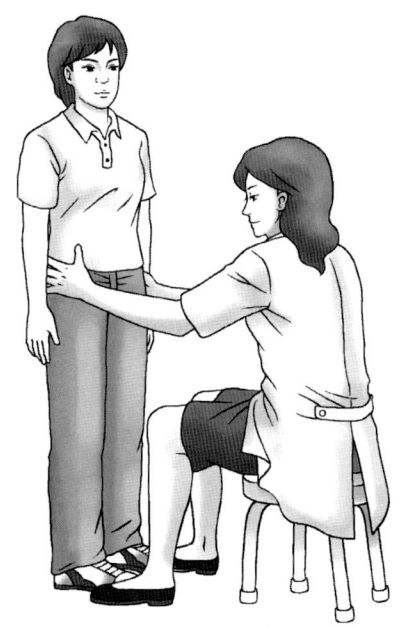

체성삼성 풀어주기(SER)

그러나 몸속의 잠재된 기억들과 상호 교류를 하는 프로그램인 체성·감성 풀어주기나 치료적 연상 및 대화를 시도해 보면 놀랍게도 전혀 기억하지 못할 시기인 신생아나 아기일 때의 일들을 기억하며, 그 때문에 고통을 호소하는 경우를 발견할 수 있다. 분만중의 태아, 신생아, 보육원에 맡겨진 아이들은 그들에게 가해진 물리적 정신적 충격을 정말 기억하고 있다. 그러기 때문에 성장을 하여 문제가 있을 때 결국 신생아나 아이일 때의 일과 연관된 부분을 만나게 된다.

신생아나 아이들이 받는 이런 충격은 자연스럽게 가해지는 경우도 있고, 부모에 의해 가해지는 경우도 있다. 그리고 태어날 당시에 관계한 의사, 산파, 일부는 사고에 의해 가해질 수도 있다. 작은 물리적 충격이나 정신적 충격을 가하는 행위는 자라서 면역력이 약화될 때 치명적으로 밖으로 노출되는 경우가 많이 있다. 가령, 임신한 아이를 아버지가 원치 않아 많은 부부싸움을 하였을 때, 아이는 감정적 충격을 몸속에 받게 되는 것이다.

예방이 무엇보다 중요하다. 우리가 매우 약하게 여기는 신생아나 아이들에게 인격적인 예우를 해주어야 한다는 반증이다. 만약 이런 문제가 있다면 솔직히 인정하고 두개천골요법이나 체성감성 풀어주기 혹은 치료적 연상과 대화 등의 시술을 통해 근본적인 치유를 해야한다는 점을 기억하기 바란다.

2) 혹시 당신의 아이가 이렇다면 반드시 CST를 하세요!

아이들은 누구의 아이나 완벽할 수가 없다. 아이들은 영글지 않았고 계속 발전해 나가는 과정 위에 있다. 하얀 눈밭에서 한 편의 스키를 막 타기 시작하는 아이처럼 아이한테 많은 문제가 발생할 것이며, 위험에 노출될 수도 있을 것이다. 그러나 심각한 문제가 아니라면 그리 염려할 것도 아니다. 문제는 아주 심각한 상태에 있는 것이다. 혹시 당신의 아이가 심각한 공격적 행동을 보인다면? 부모로부터 상습적으로 매를 맞은 아이라면 충분히 이럴 가능성이 있다는 것을 명심할 필요가 있다.

성향이 공격적이라면 이 아이의 학습은 쉽지 않을 것이다. 따라서 성장하면서도 많은 문제를 일으키고 성인이 되어 원만한 결혼생활도 영위하기 어려울 것이다. 일종의 맞은 것에 대한 트라우마가 아이한테 형성되어 있기 때문이다. 아이는 부모와 자신을 동일시하게 되는데 부모한테 당할 때 무기력한 상황을 극복하여 부모와 같이 되고자 하는

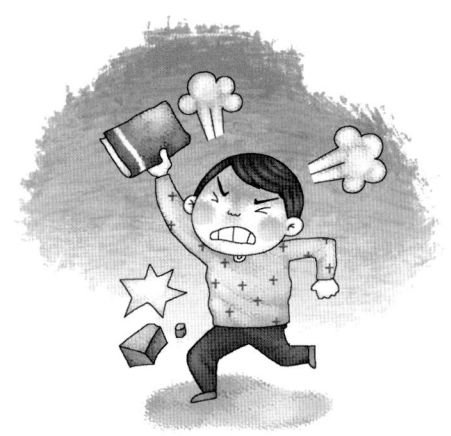

욕구를 키우게 된다. 동일시라는 행위는 거기에서 비롯되는 것이다.

부모로부터 사랑을 받지 못한다? 우선 아이는 무조건적인 부모의 사랑을 받을 자격과 가치가 있는 것이다. 그런데 어려서 이런 사랑을 받지 못하면 내면의 손상을 입게 된다. 당연히 사랑에 대해 만족을 알지 못한다. 사랑을 받아본 경험이 없어서 자라서도 어떤 사랑을 얼마나 어떻게 받아야 하는지 알지 못한다. 건강한 자기애의 욕구를 상실하는 것이다. 이런 상황이 되면 애정이나 관심, 사랑에 대해서도 탐욕이 생기며 만족을 할 수가 없다.

아이는 언제나 자신의 욕구가 충족되지 않는다고 생각한다. 그래서 아이들에게 정상적인 부모의 존재는 매우 중요한 법이다. 이런 아이들에게서 인터넷 중독, 게임 중독 등의 증상들도 나타나는 것으로 보고되고 있다. 이들은 자신의 존재를 드러내기 위해 폭력을 행사하고 물건을 훔치기도 한다.

아이가 혹시 부모한테 심각하게 반항을 하는가? 무절제한 반항 역시 부모로부터 아이에게 가해진 행위에서 비롯되는 경우가 많다. 사고를 자주 일으키는 경향이 있다면 이 역시 아이한테 내면 안에 잠재되어 있는 것의 표출이다. 이런 문제가 반복되다 보면 신체적인 심각한 증상들로 비약될 수도 있다. 두통이나 통증, 근육긴장 심지어는 천식과 암의 발생으로까지 발전할 수 있는 것이다.

당신의 아이가 혹시 남자친구나 여자 친구가 떠날 것을 두려워하는가? 이혼의 가족이 기하급수적으로 늘어나면서 등장하게 되는 현상이다. 많은 아이들이 혼자 버려지는 것을 두려워하고 있다. 군중 속에서 엄청난 고립을 느끼는 군중의 고독과도 같다. 의붓아버지한테 몇 년씩 성폭행을 당한 아이의 내면은 단단한 벽이 형성되어 있다. 만약 이런 아이가 성장해서 결혼을 하게 되면 아무런 감정도 없는 삶을 꾸릴 우려가 있다.

중요한 것은 당신의 아이한테 상처받은 내면을 물려주지 말라는 것이다. 그런 아이는 어떤 무리 속에서도 상호 친밀감을 형성하지 못하고 자신의 정체성을 느끼지 못한다. 결국 왕따라는 이름으로 사고뭉치 아이가 되어 어떤 일을 저지를지 짐작하기도 어렵다. 이런 아이들이 공부를 잘 할 수 있다고 생각하는가? 공부가 문제가 아니라 문제성 아이로 변하는 것이 더 큰 문제이다.

무질서한 행동을 하는가? 아이가 아주 삐딱한 생각을 하고 있는가? 공부는 물론 어떤 일에도 관심을 갖고 있지 않거나 항상 우울감에 빠져 있는가? 당신의 아이가 혹여 전혀 울지 모르는 아이가 되어가고 있지는 않은가? 우리는 이러한 문제가 발견되면 몹시 당황할 것이다. 만약 자신의 아이가 이런 아이였다면? 생각하면 끔찍한 일이 아닐 수가 없다.

CST는 바로 이런 환경에서 위력을 발휘할 수 있다. 현대의학으로 이런 아이들의 치유는 매우 어렵다고 알고 있다. 물론 자라면서 자연스럽게 없어지는 행위들도 있지만, 아이한테 적어도 열심히 공부를 해야 하는 중요한 시기라면 적절히 대책을 세워 치료할 수 있어야 한다. 필자가 제시하는 놀라운 CST의 효과는 탁월하다. 무질서한 아이를 질서있게 만들어 준다. 혼자 담을 쌓고 사는 아이가 차츰 주위와 소통의 공간을 만들게 된다. 그래서 CST를 반드시 익혀서 아이들에게 일찍부터 자연스럽게 시도하라고 권하고 싶다. 이렇게 되면 어떤 위기의 상황에서도 아이를 훌륭하고 정상적인 아이로 자라게 할 수가 있지 않을까?

3) 우리 아이 왜 이렇게 공부를 잘 할까?

CST는 대상에 있어서 매우 광범위 하다. 남녀노소 관계없이 적용이 가능하고, 특히 임산부나 신생아, 아동, 어린이에게도 아주 중요한 요법이다. 무엇보다도 부작용이 전혀 없기 때문에 누구나 마음 놓고 적용할 수가 있는 것이다.

임산부들은 매사에 조심한다. 감기약을 한번 복용하는 일도 마음 놓고 하지 못하며, 맨몸으로 운동을 하는 것도 매우 조심스러워진다. 음악을 듣거나 언행을 바르고 골라서 하여 아이를 감화시키는 정도의 태교에 그치고 있을 뿐이다.

그러나 임산부한테 필요한 것은 몸의 정상적인 가동이다. 그래야만 태아의 건강에 무리가 따르지 않는 법이다. 몸의 모든 기제들이 정상적으로 작동되고 있어야 한다. 그러기 위해서는 반드시 CST요법의 시행이 필요하다는 점이다. 말하자면, 임산부의 정상적인 생리적 과정을 가능하게 만든다는 것이다.

두개천골요법은 에너지를 불어 넣는다. 분만에 임박한 임산부한테 두개천골요법을 시행하면 자연분만에 쉽게 이르게 되며, 또한 분만시간이 길어지는 것을 예방해 산모와 태아한테 크게 도움이 된다. 태아가 자궁 밖으로 나오는 순간에 우리는 CST를 적용할 수가 있다. 적어도 출생 후 몇 분이 지난 뒤에는 최초의 접촉이 가능하기 때문이다. 물론 태아한테 CST를 적용하기 위해서는 시술자는 아주 정교한 감각을 지닌 사람이어야 한다. 적어도 신생아의 두개천골 박동을 감지할 수 있을 정도가 되어야 한다. 그게 가능하지 않다면 가능할 때까지 한 달이든 두 달이든 기다려야 한다.

신생아의 두개천골요법 적용은 앞으로 아이가 자라면서 겪게 될 다양한 질병의 문제를 근본적으로 해결 할 수가 있다. 호흡기 문제, 알레르

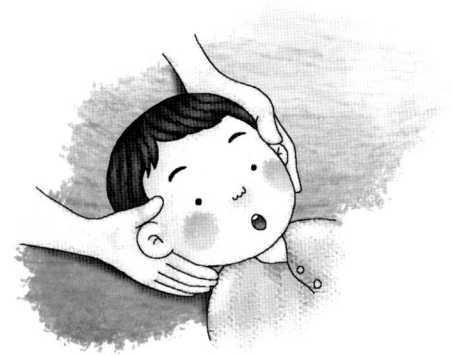

기, 독서 장애, 발작증세, 산만한 아이, 정서장애, 비정상적 과잉태도 등의 문제를 극복할 수 있게 만들어주기 때문이다.

특히 아이가 성장할 때에 항상성을 유지하도록 하는데 커다란 도움이 된다. 말하자면, 면역력의 강화로 감기 등의 감염성 질병에 강해지며, 일반적인 아이의 건강에 긍정적인 상태를 제공한다는 점이다. 심지어 는 뇌성마비나 척추측만, 간질발작, 치아문제 등에도 좋은 효과를 나타낸다는 보고가 있다.

아이를 잉태한 산모에게 CST는 특히 많은 효과를 가져다준다. 그동안 멈췄던 생리불순 등과 같은 제반 호르몬의 활동에 직접적으로 도움이 된다. 아이한테 필요한 모유의 배출에도 상당한 효과를 발휘할 것이다. 또한 산후에는 산모한테 간혹 정서적 장애나 우울증 증세 같은 상태가 나타날 수도 있다. 몸속에서 뭔가 달아나버렸다고 생각하는 허탈감을 느끼는 산모도 있다고 하는데, 이러한 정서장애나 우울증 같은 상태에서 완화시켜준다. 산후에 나타날 수 있는 복부비만이나 소화 장애, 비정상적 골반 등 산후문제에서 자유롭게 해준다.

그밖에도 분만 후에 나타난 고혈압을 두개천골요법 적용으로 정상화

되게 하고, 내분비체계의 정상화로 체액을 원활하게 하여서 전체적인 체중을 줄여준다. 우리의 경우, 아직은 CST가 생소하게 여겨질 것이나, 미국만 하더라도 양의보다 CST 치료사를 찾는 경향이 최근에 들어서 높게 나타난다는 연구결과도 있다. 국내에서도 한방병원을 중심으로 몇몇 군데에서 CST를 환자들한테 적용하고 있는 것으로 알고 있는데 매우 바람직한 현상이다. 국민의 건강과 건강을 누릴 권리를 위해서라도 당연한 일이라고 생각한다.

어린이들한테 두개천골요법을 적용하는 문제는 매우 광범위한 메시지를 안고 있는데, 우리의 경험에 의하면, 다양한 분야에서 그 효과를 경험할 수가 있다. 특히 어린이한테 발병할 수 있는 폐렴, 감기 등의 호흡기에 명백한 효과를 거둘 수가 있다. 음식물 알레르기나 꽃가루 알레르기, 아토피 등에도 탁월한 효과가 있다. 역시 CST를 통해서 어린이들의 면역력을 길러준다면 크게 문제될 여지가 없는 것이다.

어린이들은 심리적으로 매우 기복이 심한 시기이다. 5~6세에 이미 이성에 대한 질투심을 형성하기 시작한다. 그런데 그 질투와 증오의 대상이 남자 아이의 경우, 자신의 아버지요, 여자 아이의 경우, 자신의 어머니로 나타난다. 말하자면, 우리가 이미 알고 있는 것처럼 오이디푸스 콤플렉스나 엘렉트라 콤플렉스를 말한다.

12세 무렵에는 성적인 욕구가 극히 제한되며, 잠재되어 있다. 외관상으로는 매우 평온한 상태처럼 보이지만, 내적으론 언제든지 폭발이 가능한 상태이다. 그런 잠재된 상태에서 어린이는 지적인 탐색이 활발해진다. 그리고 13세 이후가 되면, 나보다 다른 사람을 배려하며, 이성에 대한 애착을 보인다. 또한 부모로부터 독립을 시도하려고 한다.

공부에 뒤떨어진 어린이는 자신의 능력에 대해 열등감을 느끼게 되고, 자아정체감에 대한 불안을 호소한다. 자기의 존재에 대해 끊임없이 의문을 던지면서 다양한 탐색에 들어가기도 한다. 특히 신체의 급격한 변화는 외관상의 어른의 모습과 현실의 불완전한 존재라는 갭으로 혼란에 빠지면서 사회적 압력이나 물리적인 세력에 맞서려는 시도를 하기도 하는 시기이다.

어린이들의 이러한 문제는 일견 정서적이요 심리적인 문제로 보이지만, 우리는 뇌조직의 기능장애, 구체적으로는 두개천골조직의 기능장애로 보고 있다. 생리적인 장애라고 보는 게 CST의 정설이다. 특히 과잉활동 아이들의 문제는 거의 두개천골조직의 문제라고 CST학계에서는 말하고 있다.

이런 어린이의 치료에 CST는 탁월한 효과를 나타내고 있다. 그래서 어떤 부모들은 직접 CST를 익혀서 자신의 자녀들한테 적용하고 있는데 아이들이 우선 차분해졌다는 의견으로 수렴되고 있다. 그러니 자동적으로 학습능력이 오르고 성적이 오르는 것도 당연한 일이다. 독서를 평소에 하지 않은 어린이도 지속적인 CST를 받고나서 책을 가까이 하는 태도로 변화되고 있다고 한다. CST는 공부를 잘하게 만드는데 탁월한 비법이라고 생각한다.

필자는 어느 기도원에서 정신지체아 부모를 만난 적이 있다. 지난 가을, 휠체어를 밀고 아이의 상태를 부모로서 염려한 나머지 몇 년 동안 매달리고 있었다. 필자는 CST에 대해 간단히 설명을 했으며, 부모의 반응은 매우 적극적이었다. 워낙에 쉬운 테크닉이기 때문에 금세 이해를 하는 듯했다. 필자가 마침 지니고 있었던 책을 한권 선물했다. 그 책에서 지시하는 대로 따라서 해보라고 간곡히 당부를 드렸다.

정신지체아의 경우에도 긍정적인 효과를 가져 온다고 믿는다. 적용 후에 반드시 아이가 똑똑해진다는 100% 보장은 없지만, 아이의 기분이 나아지고 적극적으로 변화하는 데는 분명 CST의 효과가 나타나고 있다.

두 달 가량이 지났을 때에 정신지체아의 부모로부터 전화를 받았다.

고맙다는 전화였는데 자신들의 아이가 CST를 접하고서 매우 적극적이며 활발해졌다는 것이다. 아이한테 그런 모습을 처음 보았다고 했을 때에 필자는 눈물이 났다. 누군가에게 CST를 통해 도움을 줄 수 있다는 것은 정말 행복한 일이 아닐 수가 없는 것이었다.

간질발작의 경우에도 효과는 탁월하다. 어린이가 간질발작을 일으킬 때에 약물의 도움 없이 두개천골요법의 시행을 통해서 간질발작이 멈춘다. 물론 대상에 따라서 다를 수도 있겠지만 믿음을 가지고 적용하면 누구든지 놀라운 효과를 경험할 수가 있다고 본다. CST를 통해서 약물의 복용도 줄일 수가 있고, 외출 시에도 자신감을 가지고 나갈 수가 있다.

자폐증 어린이한테도 매우 긍정적이다. 자폐아는 스스로 마음의 문을 닫아버리는 경우가 많기 때문에 애정의 표현도 제한되고, 인간관계가 특히 원만치가 못하다. 자학하거나 자기파괴를 일삼는 경우가 많이 일어나는데, 보통 두개천골요법의 시행으로 몰라보게 개선되는 효과가 있다. 그러나 자폐아의 경우, 꾸준히 시도해야 한다. 연구 결과는 호전을 보이다가도 멈추면 6개월 이내에 원상복귀 된다는 점이다.

CST는 정상적인 어린이들의 건강증진에 훌륭한 테크닉이다. 매우 강력한 테크닉이라고 생각한다. 앞에서 보았듯이, 공부를 못하던 아이, 매우 산만한 아이가 공부도 잘하고, 차분한 아이로 변하는 것이다. 또한 CST의 적용은 아이가 장차 겪을 통과의례적인 질병, 말하자면 홍역이나 수두, 볼거리 등에도 긍정적인 효과를 가져다준다는 점이다. 특히 치료가 어려운 아토피 질환은 3개월 정도면 거의 완치수준에 도달하며, 발열로 위험한 아이한테 CST는 특효약이다. 무엇보다 확실한 것은 고열을 떨어뜨린다는 것이다. 몇 분 만에 펄펄 끓던 아이의 이마가 언제 그랬느냐는 듯이 잠잠해질 때에 위력을 실감하게 된다.

또한 사시(斜視:사팔뜨기)를 가진 아이한테도 효과적이라는 점이다.

문제의 원인이 시신경에 영향을 미치는 경막 압박이나 경막 긴장에 있을 때에 CST를 적용하면 아주 극적이며 탁월한 결과를 가져온다.

그밖에 오늘날 우리의 아이들이 인터넷을 하느라고 밤새 잘못된 자세로 컴퓨터 앞에 앉아 있다. 그 결과 많은 아이들의 척추가 정상이 아닌 것이다. 이런 아이들한테 두개천골요법을 시행하면 뼈가 빠른 시일 내에 제자리를 잡는다. 초기에 시도해야만 척추측만을 예방할 수가 있다.

CST는 부모와 신생아, 부모와 유아 및 어린이와의 정서적 교감이다. 다만, 치료의 차원을 넘어 무한한 애정을 서로한테 느낄 수가 있는 표현의 방식이 되기도 하는 것이다. 산모는 아이한테 모유를 제공하지 못한다면, 적어도 CST를 제공하기를 한번 권유하고 싶다. 아이들의 가능성은 무한대이기 때문에 우리가 그 정도는 베풀어주어야 하지 않을까?

4) 아이의 머리, 절대로 때리지 마세요!
－전두엽과 그 피질들

뇌의 구조는 매우 복잡한 모양을 하고 있다. 뇌의 위치에 따라서 명명하는데 여러 번을 분화하다 보니 복잡하게 되었다. 대뇌반구를 잘라서 그림처럼 펼쳐보면 다섯 쌍의 엽이 있는데 전두엽, 두정엽, 후두엽, 측두엽, 중심엽 등이 바로 그것이다. 이들 엽을 구분 짓는 것은 틈새를 의미하는 고랑이다. 고랑처럼 파인 것을 경계로 이들 엽이 구별되는 것인데 이러한 엽들은 제각각 매우 중요한 기능을 담당하고 있다.

이들 엽들 가운데 가장 먼저 살펴볼 것은 전두엽과 그 피질들에 관한 것이다. 대뇌를 세로로 가르는 고랑 즉 왼쪽과 오른쪽의 반구로 나누면 이 틈새가 경막으로 이루어져 있으며, 이러한 경막에 의해 두 개의 대뇌반구가 서로 부딪히지 않게 해준다. 대뇌피질의 회색조직이 고랑의 옆면을 덮고 있으며, 이 고랑의 바닥에는 두뇌를 양쪽으로 연결해주는 뇌량이 있는데 마치 전철 등의 칸을 연결해주는 것과 같은 이치다. 대뇌를 고랑이 세로로 분리하여 전두엽, 두정엽 등의 5엽이 구분이 된다.

대뇌반구를 위에서 살펴보면, 대뇌의 중앙에 위치한 고랑이 전두엽과 두정엽을 가르고, 대뇌의 가로를 구분짓는 고랑이 측두엽과 두정엽, 전두엽을 구분한다. 고랑이 틈새로서 작용하는데 뇌의 봉합선(뇌그림에서 톱니바퀴 모양의 사선의 경계선)이 경계 역할을 한다. 이런 다섯 개의 엽은 매우 인체에서 중요하다. 이들 엽에 대해 차례로 살펴보겠지만 먼저 전두엽에 대해 살펴보자.

전두엽은 그 피질과 여러 가지 면에서 연관되어 있는 조직이다. 전두엽이 중요한 것은 무엇보다 몸의 운동제어에 연관되어 있기 때문이다. 전두엽과 피질이 어떻게 연관되어 있느냐에 따라서 근육의 움직임이나 동작, 무의식적 반응, 섬세한 움직임 등이 영향을 받게 된다. 전두엽의 피질은 안구운동이나 초점 맞추기 등에 연관되어 있으며, 전두엽에는 여러 영역이 함께 겹치는 부분이 있는데 이러한 피질의 상호 연결이 생각이나 직관, 기억, 감정, 지성 등의 다양한 사고에 지대한 영향을 미치는 것이다.

전두엽의 특히 중요한 역할 가운데 하나는 무엇이냐 하면, 우리의 감정에 대한 반응을 조절한다는 점인데 전두엽의 피질이

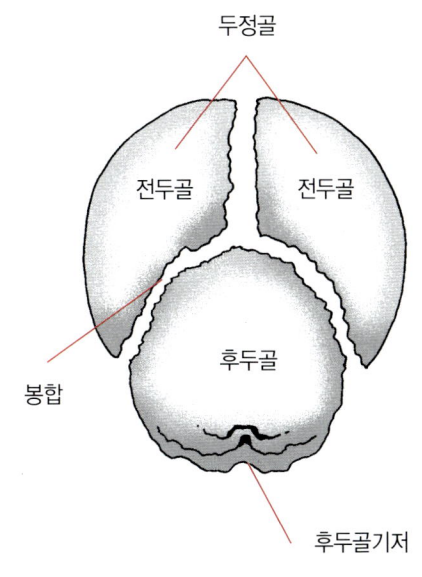

두개골 세부도

시상하부에서 변연계로 올라오면서 일어난다. 우리의 감정이 시상하부를 거쳐서 변연계로 올라온다는 것을 보여주는데 바로 전두엽의 피질이 여기에서 여러 감정에 대한 반응을 조절하게 된다. 집중력을 보이거나 응용력이 뛰어나거나 어떤 정보나 사실에 대해 일목요연하게 분류를 하거나 어떤 작업을 했는지에 대한 기억들이 바로 전두엽의 피질이 하는 기능이다.

전두엽의 피질은 사람이 논리적으로 생각하고 논리적으로 행동하도록 하며, 이성을 발휘해서 성질을 죽이고 여유를 갖도록 하며, 이를 통해서 사회생활이 원활하게 돕는다. 전두엽의 피질에 문제가 생기면 이러

한 논리성이나 사회성이 상실하게 되어 문제성 있는 사람으로 변한다. 문제를 해결하기 위한 능력, 창의적인 생각이나 태도, 감정의 조절이나 거기에 맞도록 행동을 조절하는 등이 모두 전두엽의 피질로부터 발생하는 기능이다.

이러한 전두엽에 작은 문제라도 생기면 이러한 중요한 기능들이 제약을 받게 된다. 특히 뇌가 완전히 성장하지 못한 아이들의 전두엽, 특히 피질에 가해지는 작은 압력이나 폭력은 엄청난 결과를 가져오며, 이로부터 엄청난 장애를 유발할 수도 있다. 누군가의 머리를 가볍게 터치하여 쓰다듬어 주면 적어도 그 순간 상대는 본래의 자신 모습과 다른 행동을 한다. CST는 이러한 전두엽이나 피질로부터 발생하는 장애에 대해 탁월한 효과를 가져다주는 테크닉이다.

5) 아이 공부 발목 잡는 틱 장애 잡기

우리 아이는 왜 이렇게 공부를 못하지? 자꾸만 옆집의 공부 잘 하는 아이와 비교하는 엄마들이 많아졌다. 자식에 대한 교육열 세계 최강 대한민국의 학부형들! 무조건 공부 잘 하는 아이가 되기를 원했지 정작 아이한테 무슨 문제가 있나 알아보는 건 뒷전이었다. 아이 역시 공부를 잘 하고 싶은 것은 당연하지만 아이 스스로도 되지 않는 걸 어떡하란 말인가? 아무리 잘 하려고 마음먹고 노력을 해도 쉽게 성적을 올릴 수가 없는 아이들의 심정은 더욱 답답할 것이다. 그래서 오죽하면 어린 학생들이 스트레스에 시달리다 자살하는 일까지 우리 사회에서 일어나고 있지 않은가?

정말 심각한 일이다. 이제는 우리 사회의 큰 문제가 되었다. 아이는 왜 성적이 오르지 않을까? 우리 아이가 옆집 공부 잘 하는 아이보다 두뇌가 떨어지는 것은 아닐까? 별의별 생각이 다 들지도 모른다. 하지만 공부의 신들로부터 들어보면 공부는 얼마나 집중해서 열심히 체계적으로 하느냐가 아주 중요한 것 같다. 그런데 바로 아이의 집중을 방해하는 것이 틱이다. 그래서 틱은 이미 장애의 커다란 요소가운데 하나가 되었다.

눈을 순간적으로 깜박이는 행동, 코를 킁킁

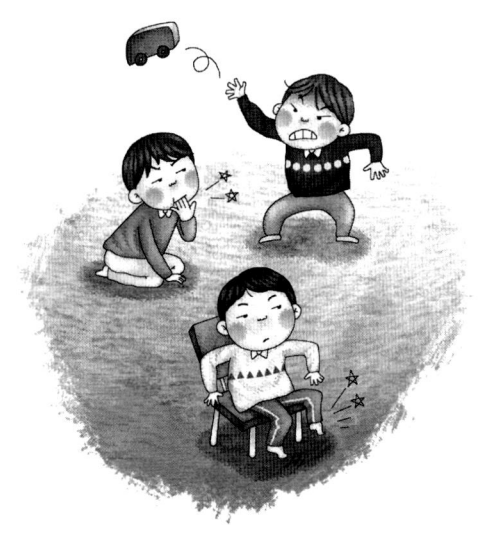

거리는 짓, 턱이나 어깨를 으쓱거리듯 움직이는 행위, 헛기침, 코웃음 치기 등 다양한 영역의 틱 장애가 나타나고 있다. 틱의 정의는 자신이 통제하지 못하고 일부러 빠르고 갑작스럽게 하는 반복적이며 비율동적인 움직임 혹은 소리를 일컫는다. 5세부터 7세에 많이 나타나며 자연스럽게 치료되는 경우가 많지만 그렇지 못하면 학습기 내내 이런 장애가 나타나 치명적으로 공부에 방해를 일으킨다. 틱은 일종의 유전적인 요인도 있고, 환경적인 요인도 있다고 보고되어 있다.

아이들은 이런 장애를 지니고 있기 때문에 공부에 집중할 수가 없다. 당연히 성적이 오를 리는 없다. 친구들의 놀림까지 곁들여지면 아이의 인격 형성에도 심각한 문제를 일으킬 수가 있어서 부모님들은 잘 관찰하여 이런 장애를 치료해주어야 한다. 친구들의 놀림은 치유될 수 있는 증상도 더욱 심해지며 시기 역시 오래 지속되는 것으로 알려져 있다. 따라서 적절한 시기에 치료가 되지 않으면 아이의 인생에 매우 중요한 시기를 소득 없이 놓칠 수가 있다. 이런 틱이 나타나면 주의력 결핍이나 과잉행동장애, 강박장애 등이 동시에 나타날 수가 있기 때문에 주의를 요하는 것이다.

틱 장애는 위에 언급한 초기적 증상에 자신을 때리거나 갑자기 뛰는 행위, 물건을 아무 생각 없이 집어던지는 행동, 손톱을 물어뜯거나 손가락 냄새를 맡고 다른 사람을 마구 만지거나 하는 복합적인 장애를 동반하고 있다. 마구 욕을 쏟아내는 외설증으로 나타나기도 한다. 대개는 저절로 사라지는데 1년 이상 지속되는 경우에는 반드시 관심을 갖고 임해야 한다.
이런 장애를 부모가 발견하면 일단 병원에 데려가서 정확한 진단을 받아야 한다. 그리고 전문가와 상의해서 대처해야 하는데 대개는 아이에게 약물적 치료를 권유하는 것이 다반사다. 하지만 약물의 주입은 어린 아이에게 그다지 좋다고 생각하지 않는다. 약물이 아니고도 충분히 치료할 수 있다면 바로 그 방법을 찾아야 하지 않을까?

우리는 CST를 통해서 아주 쉽게 틱 장애를 해결할 수가 있다. 틱뿐만 아니라 아이가 공부에 집중하지 못한 원인은 근복적으로 뇌에 문제가 있기 때문이다. 따라서 뇌를 집중적으로 관리하는 CST기법을 통해 아이의 문제를 깔끔하게 해결할 수가 있다. 항도파민 제제로 틱을 효과적으로 억제하는 것으로 알려져 있는데 우리는 이런 약물을 사용하지 않고 오직 손의 접촉에 의한 CST기법을 가지고 틱을 해결하고 있다. 필자의 임상에 따르면 가장 쉽게 해결할 수 있는 것이 바로 틱 장애라 볼 수 있다.

틱을 가진 아이에게 CST를 적용하면 아이는 먼저 충분한 수면을 통해 이완되며 정기적인 관리를 통해서 자신의 숨겨진 재능이 무엇인지도 찾아낼 수가 있다. 이를 통해서 부모와 아이의 의사소통이 원활해지는 것은 물론 또래 아이들과의 관계도 크게 개선되며, 궁극적으로 집중을 잘 하게 되어 학습효과 역시 상승되는 것으로 나타나고 있다. CST는 아이들의 발육을 촉진시킬 뿐만 아니라 이런 틱 장애 등을 해결하는 정말 놀라운 테크닉임을 필자는 많은 임상을 통해 확신하고 있다.

6) 신생아들에게 황금 테크닉

신생아들에게 있어서 뇌의 구조가 기형이 되는 경우가 많이 발생하고 있다. 그런데 이런 기형의 근원이 산모에게 있다는 것을 알면 경악할 일이 아닐 수가 없다. 선천성 뇌의 기형은 임신 3, 4, 5주에 일어난다. 왜 이 기간에 문제가 되는가 하면 바로 뇌의 구조들의 핵이 이 기간에 나타나기 때문이다. 이 시기에 뇌가 형성되고 이후에는 발달을 하면서 효율적으로 기능을 수행할 수 있도록 한다.

뇌기능의 장애는 임신 중이나 분만 하는 중, 분만 직후에 가장 많이 일어난다. 뇌의 형성 및 발달시기에 약물을 복용해서 약물중독이 되거나 병원체의 감염 등을 경계해야 한다. 뇌에 산소 공급을 제대로 못해주어 산소결핍에 의한 장애가 나타나는 경우도 있다. 탯줄이 태아의 목에 감겨서 뇌에 산소의 공급이 부족하게 되는 경우가 있다. 태아가 엄마의 자궁 내에서 만나게 되는 여러 가지 문제들도 주의를 게을리 하지 않으면 안 된다.

어머니의 건강이 좋지 않은 경우 또는 태반이 자궁벽에 완전히 착상하지 않은 문제, 태반이 태아에게 적정량의 혈액을 공급해주어야 하는데 그러지 못하는 문제 등은 아이에게 장애를 가져다준다. 분만손상에 의한 뇌출혈로 경막 아래, 지주막과 연막 사이, 뇌조직의 안 또는 뇌실계에 장애가 일어날 수 있다. 출혈이 어느 부위에 일어났느냐는 매우 중요한 관건이며, 출혈의 양에 따라 심각성이 달라진다.

뇌에 간혹 멍이 드는 것을 볼 수 있다. 이런 경우 작은 출혈이 문제가 되는 것이다. 혈관에서 나와 뇌 조직 안으로 들어간 혈액세포는 뇌의 기능에 문제를 가져올 수 있다. 혈액세포가 파괴되면서 남는 잔유물이 어디를 자극하겠는가? 당연히 뇌의 조직을 자극한다. 그래서 뇌의 기능에 문제를 유발한다. 적혈구가 화학반응을 일으키는 과정에서 일부

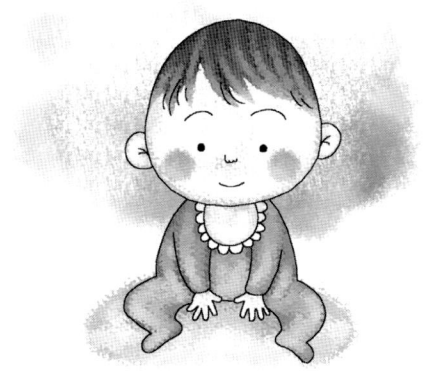

는 쓸개즙염을 만든다고 하는데 이는 매우 자극적인 것이다.

쓸개의 맛을 봐 본 사람은 얼마나 자극적인지 알 것이다. 뇌세포에게 쓸개즙은 얼마나 자극적이겠는가 한 번 생각해 보라. 이런 자극에 대해 뇌 조직은 섬유화를 통해서 대처한다. 뇌의 신경아교세포가 신경자극의 전달을 방해하도록 섬유를 생성한다. 그렇다면 뇌의 이 부분은 제대로 기능하거나 작동하지 못할 것이다. 그 부위가 어느 부위냐에 따라 장애의 내용 역시 달라질 것이다.

언어 부위라면 언어의 장애를 가져올 것이다. 두 팔의 운동부와 관련이 있다면 바로 그런 운동에 있어서 장애를 가져올 것이다. 상상하면 매우 끔찍한 일이다. 위에서 언급한 적혈구 같은 혈액의 화학작용의 과정에서 에너지가 발생할 수도 있다고 한다. 에너지가 방출한다면 어떤 일이 일어날까?

당연히 에너지는 비정상적으로 생성된 것이다. 그래서 어디에 특별히 사용되는 에너지가 아니다. 이런 남아도는 비정상적인 에너지는 발작으로 이어질 가능성이 다분히 있다. 이렇게 보는 의학자들이 많이 있다. 아이들에게 일어나는 경련이나 발작 같은 것도 이와 결코 무관한 것은 아니라고 생각한다. 출혈이나 에너지, 멍 같은 것은 많은 문제를 일으키는 중요한 요소이다.

출혈이 일어난다면 빨리 제거해 주어야 한다. 섬유화 되는 것을 속히 막아야 한다. 두개천골요법이 이런 섬유화를 막아주는 데는 효과적이라고 생각한다. CST는 두개골 내의 액체의 흐름을 매우 빨라지게 한다. 신선한 피를 빨리 공급해 주기 때문에 섬유화 되는 것을 막아준다. 놀라운 일이 CST로부터 일어나게 된다.

7) 생각보다 똑똑한 아이들

우리 아이들은 생각보다 똑똑하고 영리하다. 영특하기까지 하고, 부모 입장에서는 자기 아이들이 영재로 여겨지기도 한다. 그런데 설령 공부를 못하고 미련 맞고 굼뜬 아이라 보여도 우리 아이들은 생각보다 똑똑하다.

우리는 간혹 부모의 입장에서 아이들에게 진정 무엇을 바라는지 모를 때가 많다. 지나친 것을 바라고 기대하는 것은 아닐까. 혹은 내면에 잠재되어 있는 천재성을 발견하지 못하고 단순히 당장 공부를 못한다 하여 기대를 저버리는 것은 아닐까? 정말 문제인 것은 바로 이런 부모의 태도라고 생각한다.

우리는 철저히 자신에게 이렇게 질문을 해보면 어떨까?『상처받은 내면 아이』의 저자 존 브래드쇼의 연구를 통해 잠깐 음미해 보자. 아이가 태어나서 돌이 되기 전부터 20개월이 채 되기 이전까지 우리의 아이들이 무엇을 원하는지 살펴보아야 한다.

아이가 너무 난폭하거나 말괄량이처럼 제멋대로이고 통제하기 어려운가? 만약 그렇다면 우리 자신이 아이로부터 받은 상처는 매우 컸을 것이다. 아이는 세 살이 지나면 대체로 부모한테 의존하지 않으려 한다는 경향이 있다고 한다. 왜냐하면 항상 부모의 관심이 미치거나 관심 범위 안에 있으면 아이는 부모에게 의존하게 되고, 이런 것들이 결국 오랫동안 부모로부터 구속되도록 하기 때문이다.

부모는 아이들에게 너그러울 줄 알아야 한다. 아이는 모험적인 시기를 거치면서 닥치는 대로 만지고 돌아다니며 잡으려고 한다. 이럴 경우 부모의 배려가 매우 필요하다. 부모의 정서가 똑발라야 아이의 정서 역시 똑바르게 형성되는 법이다. 걸음마나 배변활동, 걷고 달리기, 작은 운동 등을 통해 아이가 근육의 힘을 키우고 균형 감각을 익힐 수 있

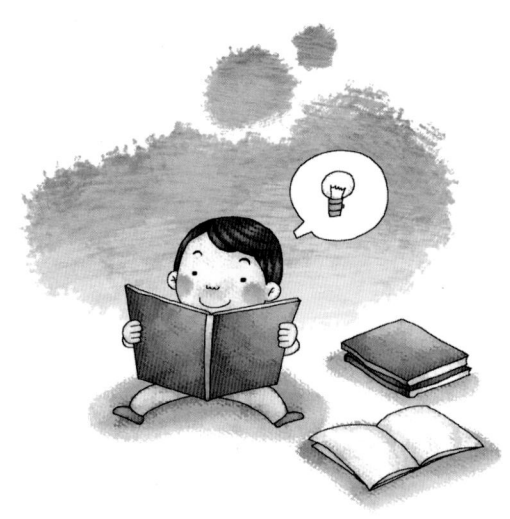

도록 해야 한다. 아이들의 정서는 이런 행동 들을 통해 균형을 이룬다. 아이들은 부모를 모방한다. 아이가 비록 눈을 감고 잠을 자고 있어도 그 잠재의식 속에는 부모의 말과 행동, 눈짓, 손짓 등을 관찰하고 있다.

그래서 학습을 하는 것이다. 부모의 학습을 통해서 환경에 적응하고 이런 환경에서 살아나갈 생각을 스스로 하게 되는 것이다. 그래서 부모는 만약 갈등을 만나면 해결하기 위한 지혜로운 노력이 필요하다. 아이한테 거짓이 아닌 진실 된 마음을 표현하여 아이로부터 신뢰를 얻도록 한다.

아이들이 세상은 자기 마음대로 모두 되는 것이 아니라는 것을 깨달을 수 있도록 해주어야 한다. 자신을 통제하는 법을 익혀야 한다는 말이다. 자신이 갖고 싶은 장난감을 모두 가질 수 있는 것이 아니라는 것도 심어주어야 한다. 그리고 수치심을 느낄 수 있도록 해주어야 한다. 가령 옷에 배설을 했을 때의 수치심, 오줌을 가리지 못했을 때의 수치심, 이런 감정은 일종의 한계의 감정이라 말을 한다. 인간이기 때문에 오는 어쩔 수 없는 한계, 그리고 이런 수치심이 지나치지 않을 정도로 형평성을 이루게 해야 한다. 그래야 수치심을 느끼지 않도록 어떻게 대처해야 하는지를 깨닫게 될 테니까.

우리 아이들은 어른들이 생각하는 것 보다 훨씬 똑똑하다. 아주 어린 나이에 어른이 상상하고 생각하는 것들을 상상하고 생각할 수도 있다. 본능적으로 여자 아이는 아버지를 좋아하고 남자 아이는 어머니를 좋아한다. 이른바 오이디푸스 콤플렉스며 엘렉트라 콤플렉스 같은 것을 가지고 있다는 말이다. 이런 모든 작용을 뇌에서 도맡고 있다. 우리가 모른다 하더라도 뇌는 이미 엄청나게 똑똑한 일들을 관장하고 있다.

CST는 그래서 뇌를 활성화시키는 테크닉이기 때문에 그 의미가 크다. 필자의 경험에 의하면 아이를 똑똑하게 만들 수 있는 가장 현명한 방법이 바로 자신의 아이들에게 CST를 시행하는 것이다.

CST는 앞에서 말하고 있듯이 희귀성 난치질환을 치유할 수 있는 신비로운 요법이기도 하지만, 정상적인 아이들을 영재, 천재로 만드는 아주 괜찮은 방법이다. 그래서 아주 옛날 과거에는 왕실에서 은밀히 CST를 활용했다는 보고도 있다.

우리가 굳이 의심할 필요 없이 이 책에서 보여주는 것을 실천해 보면 머지않아 느끼게 될 것이다. 필자는 대한민국의 모든 아이들이 공부 잘 하고 똑똑한 아이가 되었으면 정말 좋겠다. 욕심이라기보다 CST를 통해 충분히 그럴 환경을 만들어 갈 수가 있기 때문이다.

참고 문헌

이 자료들은 내가 많은 즐거움을 가지고 읽고 또한 내가 어떤 정보를 수집한 책들이다.

Blanine Calais-Germain, The Female Pelvis. Seattle, WA: Eastland Press, 2003.

Justine Dobson, Baby Beautiful. Carson City, NV: Heirs Press, 1994.

Daniel Goleman, Emotional Intelligence. London, England: Bloomsbury Publishing Plc.,1996.

Joseph Chilton Pearce, The Biology of Transcendence. Rochester, VT: Park Street Press, 2002.

Nicette Sergueef, Die Kraniosakrale Osteopathie bei Kindern.
Kotzting/Bayerischer Wald, Germany: Verlag fur Osteopathie Dr. Erich Wuhr, 1995.

Franklyn Sills, Craniosacral Biodynamic 2. Berkeley, CA: North Atlantic Books, 2004.

John Upledger, A Brain is Born. Berkeley, CA: North Atlantic Books, 1996.

소아과 전문의도 놀란 CST

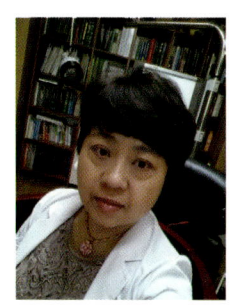

나는 23년 동안 소아과 전문의로 살고 있다. 다른 의사와는 달리 나는 치유를 위해서는 대체의학도 수용할 정도로 열린 마음을 지니고 있다. 나의 이런 철학은 다행이도 CST 권위자인 김선애 박사님을 만나게 해주었다.

김 원장님으로부터 배운 것 중에 가장 중요한 것이 바로 뇌척수액이었다. 단순히 뇌를 보호하고 뇌수막염 진단을 위해 진통제를 주사했던 그 뇌척수액이 스스로 치유할 수 있는 자가치유의 능력을 지니고 있다는 저간의 의학적 지식으론 이해할 수 없는 대목이었다.

경이로운 것은 의사나 보호자들이 포기한 난치 환자들이나 특히 심한 자폐를 지닌 아이들도 눈에 띄게 조금씩 변화하는 것을 목격한다는 점이다. 이런 환자들을 보면서 그 동안 스스로 의사로서 반성도 하게 되었다. 좀 더 일찍 CST를 알았다면 좋았을 것이라는 안타까운 마음도 들었다.

그러던 차에 김선애 원장님의 번역서 '아이와 아동들의 CST'가 출간된다는 것을 알고 추천사를 쓰게 되었다. 출생 시에 아이한테 일어나는 많은 문제점을 CST로 극복할 수 있고 또한 우리가 몰랐던 출산의 여러 문제점들을 알게 되어 더욱 뜻 깊고 유익한 책이었다. 출간 전에 읽게 되는 기쁨도 좋았지만 부작용이 없으면서 아이와 아동들에게 시도할 수 있는 다양한 테크닉이 있다는 것에 더욱 놀라게 되었다.

CST는 매우 훌륭한 영역이며 누구나 배워서 따라한다면 바로 효과를 볼 수 있는 영역이다. 초보자의 시술일지라도 아이와 아동과의 교감은 반드시 이루어진다. 숙련된 시술자나 배우는 교습생의 단계나 교감이 이루어지는 것이 무엇보다 중요하다. 나는 얼마 전에도 사경이 되어 목이 기울어지는 어린이를 에너지 전송이란 테크닉으로 바로 잡아주는 것을 보고 나도 익혀서 나를 찾아오는 환자들에게 구현해주고 싶다는 생각이 들었다.

CST는 육체적인 치유는 물론 정신적 안정, 심리적 안정을 찾는 유익한 영역이다. 이 책이 구체적으로 어떤 원리를 통해 놀랍고 경이로운 일이 벌어지는 지 명확하게 보여줄 것이다. 따라서 소아과 의사로서 일반 독자는 물론 특히 예비 엄마, 아이와 아동들의 엄마에게 이 책을 꼭 한번 읽도록 권한다. 내게 CST를 알려주고 가르쳐주신 김선애 원장님께 감사드리며 앞으로 생활 속에 구현되는 CST가 되기를 기대한다.

2018년 4월 25일
연세우리소아청소년과 의원 원장 **노연숙**(소아과 전문의)

저 자

에티엔느 페이르스맨(생물학 석사)은 여러 해 동안 벨기에의 안트웨르펜에서 생물학과 체육학 교사로 일했다. 특정 시점에 그는 삶의 변화를 받아들이면서 삼 년 동안 인도에서 지냈다. 그는 거기에서 명상, 재균형, 두개천골테라피를 공부했다. 그는 존 어플레저 박사와 같이 연구하기 위해 계속 공부했으며 현재 개업하고 있는 두개천골 테라피스트다. 또한 교사로서 15년 이상 학생들을 지도한 이력이 있다. 그의 교육 방법은 그의 고객들과 학생들의 감성으로부터 명상을 가져왔다는 점에서 독특하다고 할 수 있다. 그는 벨기에의 안트웨르펜과 미국을 왕래하며 그의 아내와 함께 산다.

니토 페이르스맨(심리학 학사)은 뉴욕 시라쿠스 주 북부의 메디컬 센터의 페어마운트 아동 단체에서 정신과 조수로서 일했다. 그 단체는 시각장애 아이들을 위한 하나의 거주지로서 만들어졌다. 1977년에 그녀는 13년 동안 그녀 자신을 찾기 위해 살았고 또 일하기 위해 인도에 갔다. 마침내 에티엔느 또한 그녀를 발견하였고, 그들은 뇌 분야에서 한 팀으로 일을 계속했다. 현재 그녀는 새로운 어머니 즉 산모들을 위해 개인 컨설턴트로 일하고 있다.

에티엔느와 니토의 일에 관한 많은 정보를 얻기 위하여, www.craniomasters.com을 방문해 주시기 바랍니다.

역 자

김선애 서울 종로에서 출생, 원광대 동양학 석사, 기학박사(ph.D) 학위 취득, 대학에서 보건과학, 사회복지학, 카이로프락틱을 전공하며 다양한 월드 테라피를 섭렵하였다. 수많은 임상을 쌓으며 학자들마다 방법론적 차이가 있음을 인식하고 결국 인체는 형신통일의 하나임을 깨닫게 된다. 1990년부터 두개천골요법(CST)에 전념하며 과학적이며 이론적인 치유력을 확인했다. 현재 교육과 홍보, 인터뷰를 통해 명실공히 국내 최다 경험의 CST/ V-spread/ S.E.R 임상전문가가 되었다. 이후 CST의 보급과 발전에 앞장서며 국내 최초 CST 전문병원(Mind& Health Clinic)을 개원하였고 세계난치병예방운동 부총재로 일하고 있으며 경기대, 원광대 자연과학대 강의교수를 역임하였다.

● 저서. 역서

『두개천골요법』
『v-spread 에너지 전송』
『기적의 힐링 브레인』
『인체와의 대화』(역서)
『뇌의 탄생』(역서)
『SER 체성감성이야기』(역서)
『아이와 아동의 CST』(역서)
『엑티베이터 카이로프랙틱』(공저)

● CST KOREA
주소/ 서울시 강남구 대치동 908-20 대치 EM플라자 5층
전화/ (02) 565- 9188, 9180
www.cstkorea.com